Pedagogia Hospitalar

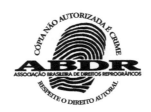

Dados Internacionais de Catalogação na Publicação (CIP)
(Câmara Brasileira do Livro, SP, Brasil)

Matos, Elizete Lúcia Moreira
  Pedagogia Hospitalar : a humanização integrando educação e saúde / Elizete Lúcia Moreira Matos; Margarida Maria Teixeira de Freitas Mugiatti.
7. ed. – Petrópolis, RJ : Vozes, 2009.

6ª reimpressão, 2025.

ISBN 978-85-326-3408-5
Bibliografia.
1. Crianças – Cuidados hospitalares 2. Educação 3. Hospitais – Aspectos sociológicos 4. Pedagogia 5. Saúde. I. Mugiatti. Margarida Maria Teixeira de Freitas. Filosofia. II. Título.

06-6952   CDD-362.19892

Índices para catálogo sistemático:
1. Pedagogia Hospitalar : Educação e saúde :
     Humanização : Bem-estar social   362.19892

Elizete Lúcia Moreira Matos
Margarida Maria Teixeira de Freitas Mugiatti

Pedagogia Hospitalar

A humanização integrando educação e saúde

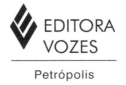

Petrópolis

© 2006, Editora Vozes Ltda.
Rua Frei Luís, 100
25689-900 Petrópolis, RJ
www.vozes.com.br
Brasil

Todos os direitos reservados. Nenhuma parte desta obra poderá ser reproduz
ou transmitida por qualquer forma e/ou quaisquer meios (eletrônico ou mecâr
incluindo fotocópia e gravação) ou arquivada em qualquer sistema ou banco
dados sem permissão escrita da editora.

Este livro foi inicialmente publicado pela Editora Champagnat
com o título *Pedagogia Hospitalar*.

CONSELHO EDITORIAL

Diretor
Volney J. Berkenbrock

Editores
Aline dos Santos Carneiro
Edrian Josué Pasini
Marilac Loraine Oleniki
Welder Lancieri Marchini

Conselheiros
Elói Dionísio Piva
Francisco Morás
Teobaldo Heidemann
Thiago Alexandre Hayakawa

Secretário executivo
Leonardo A.R.T. dos Santos

PRODUÇÃO EDITORIAL

Anna Catharina Miranda
Eric Parrot
Jailson Scota
Marcelo Telles
Mirela de Oliveira
Natália França
Priscilla A.F. Alves
Rafael de Oliveira
Samuel Rezende
Verônica M. Guedes

Editoração: Fernando Sergio Olivetti da Rocha
Capa: AG.SR Desenv. Gráfico

ISBN 978-85-326-4434-3

Este livro foi composto e impresso pela Editora Vozes Ltda.

Dedicatórias

Aos meus queridos pais (*in memoriam*). Sem eles minha vida não teria existido. Aos meus amados filhos Vanessa, Vinícius, Vítor e Vânia que fazem parte de minha vida e aprendo com eles a cada dia um pouco mais. A você, Welington, pela jornada maravilhosa que temos compartilhado juntos e pelos incentivos que de você recebo constantemente. E, por extensão, a todas as crianças que me ensinaram a afinar a minha escuta, colocando-a em sintonia com a linguagem que lhes é peculiar.

Elizete Lúcia Moreira Matos

A gratificação deste tão significativo momento estendo a todos que me incentivaram, em especial o meu querido esposo, demais familiares e amigos, a quem com muito carinho dedico este livro.

Margarida Maria Teixeira de Freitas Mugiatti

Agradecimentos

A esta Luz Maior que nos indica caminhos quando a ela buscamos.

A busca da felicidade é a ação que sempre moveu as atividades humanas ao longo dos tempos.

De nada adianta toda a ciência, toda a tecnologia ou todo o conhecimento se o ser humano não atinge o seu intento. A realização humana só se faz nessa busca incansável. O amor e a fraternidade entre pessoas têm levado cada vez mais a humanidade para o caminho vertical da evolução do ideal feliz.

As grandes realizações do ser não se fazem sozinhas, trazem consigo o esforço de mãos amigas, de mentes brilhantes que, muitas vezes no anonimato, conseguem dar o impulso necessário para grandes feitos, conduzindo pessoas para tal escalada.

Quero externar aqui o meu muito obrigado a todos que direta ou indiretamente emprestaram seu saber e precioso tempo, com amor e competência para o alavancar do conhecimento e concretização desta obra.

Em especial a duas pessoas que em momentos da história de nossas vidas compartilharam e me ajudaram também a chegar a este intento: ao pai de meus filhos, pois juntos trouxemos ao mundo tesouros preciosos para nós, e à Ro, por sua sábia forma de se fazer presente.

Também, por extensão, a todas as instituições hospitalares e seus representantes, como também as instituições educacionais que, por meio de seus dirigentes e visionários como nós, não medem esforços para o sucesso desta proposta.

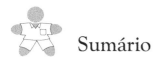 Sumário

Prefácio, 9

Introdução, 11

1. Buscando raízes, 19

2. Contextos e fatos, 51
    2.1. Pediatria Social e Educação, 57
    2.2. O hospital e o escolar hospitalizado, 60
    2.3. Hospital pediátrico: uma realidade singular, 62

3. A Pedagogia Hospitalar e o seu contexto, 67

4. A Pedagogia Hospitalar no contexto do curso de Pedagogia, 81
    4.1. O porquê da denominação "Pedagogia Hospitalar", 85

5. A multi/inter/transdisciplinaridade e a Pedagogia Hospitalar, 89
    5.1. Enfoques complementares das equipes multi/inter/transdisciplinares, 94
        [a) Enfoque formativo; b) Enfoque instrutivo]
    5.2. Perspectivas biológicas, psicológicas, sociais e pedagógicas, 100
        [a) A transformação social na busca da humanização]

6. A prática pedagógica em contexto hospitalar, 115

   6.1. Enfoque da ação pedagógica integrada, 118

      [a) Pedagogia Hospitalar e sua evolução; b) A comunicação na relação hospital-escola-família-escolar hospitalizado]

7. Descrição das práticas pedagógicas em efeito, 127

      [a) Projeto Mirim de Hospitalização Escolarizada; b) Projeto Sala de Espera; c) Projeto Literatura Infantil; d) Projeto Enquanto o Sono não Vem; e) Inclusão Digital; f) Mural Interativo; g) Prevenção; h) Projeto Eurek@*Kids*; i) Projeto Campanhas Sociais e Datas Comemorativas; j) Brinquedoteca hospitalar]

   7.1. Trilhando amplos e novos caminhos, 153

Considerações circunstanciais, 161

Bibliografia, 169

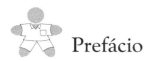 # Prefácio

Ao complementar o prefácio da primeira edição desta obra venho, com indizível prazer, dirigir às autoras uma pequena mensagem, a qual representa a expressão de um sentimento pleno dos mais ardorosos desejos de realizações nesse feliz empreendimento em prol do escolar enfermo hospitalizado.

Eis o que me ocorre neste tão significativo momento! Mais uma vez este é, para mim, um momento de rara satisfação, em especial pelo honroso convite para prefaciar a segunda edição desta obra *Pedagogia Hospitalar*.

Refletindo sobre o seu consistente conteúdo, ampliado e coerente com a atual realidade, quero, antes de tudo, parabenizá-las, reafirmando-lhes que seus esforços estão plenamente recompensados.

Quero dizer-lhes que o assunto que envolve a Pedagogia Hospitalar, iniciado com adequados e científicos referenciais, hoje, como era de se esperar, ganhou corpo, tem vida e sustentação próprias, caminha com os "seus próprios pés", está envolvido nas auras do sucesso!

No prefácio anterior foi-me dado vislumbrar, a esse respeito, "um universo relevante e inovador para as Políticas Públicas de Saúde e Educação". Hoje, tal previsão constitui uma realidade. E muito mais, através da hospitalização escolarizada, já alcançou as esferas legislativas, em oportuna contribuição para a inclusão social.

Os frutos resultantes da coadunação de esforços representados pelas práticas sociais de educação permanente aí estão a estimular novas práticas concretas nas instituições envolvidas, isto é, hospitais, escolas, universidades, secretarias de saúde e de educação. Estas, por sua vez, sinalizando a necessidade de alterações que possibilitem políticas públicas mais próximas da realidade, de favorecimento a benefícios continuados, de acordo com as específicas situações.

Não falo somente por mim, é a própria comunidade científica que está a se pronunciar diante dos fatos que se delineiam e atestam a validade de mais este feito, desta feliz associação – saúde e educação – que tantos e concretos benefícios têm propiciado às populações, principalmente àquelas mais carentes de recursos.

Apraz-me, portanto, novamente apresentar as minhas congratulações por mais este êxito, inteiramente revestido de concretos incentivos à superação de desafios e contradições, numa valiosa contribuição aos avanços efetivamente alicerçados na Pedagogia Hospitalar.

Maria do Rosário Knectel
Curitiba, maio de 2006

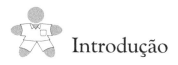 # Introdução

> *Sei que meu trabalho é uma gota no oceano, mas sem ele o oceano seria menor* (Madre Teresa de Calcutá).

Nos dias de hoje, é muito difundida a ideia de qualidade para todas e quaisquer ações. Trata-se de uma louvável predisposição que vem alavancando a sociedade na busca do melhor. Assim, notadamente nos meios profissionais, percebe-se uma inusitada vontade coletiva de acertos, com esforços concentrados em programas inovadores direcionados à consecução do bem comum. Dentre estes, figura a Pedagogia Hospitalar surgida no Brasil, com raízes em solo paranaense.

Sob tal enfoque, entre assuntos de maior relevância, emerge, em primeiro plano, a questão da saúde, pela sua importância e responsabilidade frente à vida.

Pretende-se, nestas páginas, expor ao leitor os fatos originários e subsequentes que se constituem na versão histórica deste importante momento: de um lado, o escolar em situação de doença, vilipendiado em seus essenciais direitos de saúde e educação em condições contraditórias e excludentes; do outro, a comunidade até então distante, despertando para tal realidade, procurando atender seus apelos e partindo em busca de possíveis e adequadas soluções.

Os pertinentes assuntos são, portanto, de extrema relevância, desde a fase inicial, alusiva ao escolar doente, cujo problema se evidenciou emergente no Estado do Paraná. A partir de então, foi expressiva a sucessão dos fatos que culminou com a necessidade de se buscar os recursos pedagógicos para a resolução do problema em questão.

Foi com essa visão prospectiva que se partiu para a concretização deste livro, fruto da integração de duas pesquisas de dissertação de mestrado, uma na esfera social e a outra na esfera pedagógica; ambas com propósitos complementares e convergentes para os mesmos objetivos relacionados a crianças e adolescentes hospitalizados ou em atendimento múltiplo ambulatorial.

Este trabalho reveste-se, assim, de um cunho extremamente significativo, pois representa a expressão literal de um momento histórico, que vem sinalizando a necessidade também da presença do pedagogo nas equipes de saúde.

Por outro prisma, a questão da formação desse profissional constitui-se num desafio aos cursos de Pedagogia, uma vez que as mudanças sociais aceleradas estão a exigir uma premente e avançada abertura de seus parâmetros, com vistas a oferecer os necessários fundamentos teórico-práticos, para o alcance de atendimentos diferenciados emergentes no cenário educacional.

A sociedade atual, impactada pela acelerada expansão tecnológica e envolta em problemas sociais crescentes, está a exigir modificações nas suas funções sociais como um todo, com especial ênfase à universidade, em sua permanente função provedora de consciência crítica transformadora.

O papel da educação, por sua vez, torna-se cada vez mais importante face à multiplicidade de demandas das necessidades sociais emergentes; é o motivo pelo qual precisa a educação, como mediadora das transformações sociais, com o apoio das demais ciências, contribuir, com maior rapidez e criatividade, para uma sociedade mais consciente, mais justa e mais humana.

Sendo assim, as crescentes alterações no seio da sociedade criam a necessidade de formação continuada e de desenvolvimento de novas habilidades para enfrentar tais demandas. É o caso da emergência de hospitalização da criança e do adolescente, os quais, devido ao tempo de internação, muitas vezes rompem o seu processo de escolaridade.

As ideias e os relatos, aqui expressos, visam responder às necessidades educativas inseridas nesse contexto especial que é o do escolar doente, bem como dos demais enfermos. Servem de alerta para o vislumbre de quiçá outros problemas submersos, que ainda permanecem inertes, à espera de soluções.

As evidências, nesse sentido, são plenamente justificáveis, frente a atitudes inexoráveis da sociedade, em relação a práticas inconsistentes e irresponsáveis, muitas vezes até de natureza irreversível.

Constitui-se, portanto, este livro num conjunto de referências e orientações, sob o enfoque da Pedagogia Hospitalar, abrangendo um público-alvo de áreas afins, congregadas em torno do mesmo objetivo.

Pretende-se, assim, oferecer à criança e ao adolescente hospitalizados, ou em longo tratamento hospitalar, a valorização de seus direitos à educação e à saúde, como também ao espaço que lhe é devido enquanto cidadão.

Há que ressaltar a condição de abertura e flexibilidade do processo em referência, até pela singularidade de cada caso, com efeitos educativos extensivos a todos os envolvidos, inclusive às respectivas comunidades.

Cabe, ainda, alusão ao fato de que essa promissora empreitada está em pleno efeito, também sob as vistas interessadas de universidades de outros Estados. No atual momento já estão mobilizados dezenove Estados da Federação, através de convênios já firmados, por meio dos quais são ofertados, aos estudantes de Pedagogia, estágios práticos para complementação dessa específica aprendizagem, devidamente supervisionada por profissionais da área da educação.

Por outro lado, já se podem identificar, em certos contextos hospitalares, significativos sinais de incentivo a essa busca do "melhor", podendo estes serem equacionados a partir de redimensionamentos inspirados em princípios humanizadores, com vistas aos seus precípuos objetivos. Nesse sentido, à atenção ao enfermo hospitalizado vêm se agregar os pertinentes procedimentos, em suas respectivas dimensões, numa minuciosa revisão de posturas e procedimentos. Nessas condições os pretendidos redimensionamentos, em sintônica predisposição multi/interdisciplinar, poderão alcançar as condições para a melhoria almejada.

E essa especial e renovada atenção ao enfermo hospitalizado constitui-se num expressivo exemplo da proposta de qualidade inicialmente colocada, e que merece, neste momento, uma oportuna reflexão a seu respeito, considerando a condição biopsicossocial do enfermo, alvo da presente proposta.

Disponibilidade, neste significativo momento, é a própria expressão da qualidade que envolve a questão. É, pois, este o seu ponto essencial: respeito, empenho, mobilização, integração e compromisso são os indispensáveis ingredientes dessa tão almejada excelência de resultados.

Tal pretensão, entretanto, traz consigo a necessidade de complexas discussões de fundo ético, filosófico e epistemológico, considerando cada caso como único e irrepetível, envolvendo sua melhor forma de atendimento, com vistas a uma qualificada inovação de seus procedimentos.

Conforme acima mencionado, tem-se que tais conotações se constituem em fatores de influência nessa ânsia de qualidade. Os envolvimentos, por exemplo, de sentido humanista, de personalização do enfermo, vêm oferecer amplas e significativas possibilidades de acesso à pessoa detentora de ilimitados potenciais. A prática tem evidenciado o quanto é produtivo tal nível de postura. Considerando os possíveis recursos epistemológicos, há que valorizar, neste justo momento, as valiosas contribuições dos aportes educativos.

O certo, no momento certo, portanto, é a sua sincrônica e essencial característica. E, para que isso venha a ocorrer, é importante que se conte com a indispensável presença do profissional habilitado para tal fim. Há, também, que valorizar, neste contexto, a importante vinculação das informações em sua essencialidade. Estas devem ser límpidas e livres de quaisquer interveniências comprometedoras do real conhecimento do processo no seu todo.

Com efeito, a contribuição do pedagogo, como profissional da educação, nas equipes especializadas hospitalares, e na condição de técnico por excelência do processo cognitivo, viria oferecer maiores e melhores possibilidades de clareza aos respectivos entendimentos, considerando as especificidades de suas ações. Há de se convir, ainda, que cada caso, em sua globalidade biopsicossocial, sempre traz, em seu âmago, um algo mais todo peculiar, o que requer, necessariamente, aguçada capacidade perceptiva do objeto em sua natural evolução, a fim de que este venha a transparecer com a clareza que a situação requer. E, em questão de saúde, com seus implícitos riscos, não há meio termo. É a vida, enfim, que está em jogo!

A atuação do pedagogo, sob tal enfoque e ocupando o seu devido e nítido espaço – este ainda a ser conquistado no seu todo –, é, sem dúvida, uma reforçada contribuição ao trabalho multi/interdisciplinar no contexto hospitalar, tanto no que diz respeito às equipes técnicas, em que ele, pedagogo, tem condições de desenvolver um trabalho de sentido sincronizador didático, pedagógico educativo como, também, em relação aos usuários, na execução de atividades programadas.

A Pedagogia Hospitalar, destarte, com o devido respaldo científico, vem se constituir na exata e necessária resposta: vem contribuir, no âmbito da Ciência do Conhecimento, para uma inovadora forma de enfrentar os problemas clínicos, com elevado nível de discernimento.

Trata-se, justamente, do desenvolvimento de ações educativas, em natural sintonia com as demais áreas, num trabalho integrado, de sentido complementar, coerente e cooperativo, numa fecunda aproximação em benefício do enfermo, em situação de fragilidade ocasionada pela doença, no entanto, passível de motivação e incentivo à participação no processo de cura.

Ao encerramento destas notas introdutórias impõe-se que se façam, finalmente, referências de identificação dos trabalhos de pesquisa de mestrado, já anteriormente aludidos, em associação nas obras *Hospitalização escolarizada – Uma nova alternativa para o escolar doente* e *O desafio do professor universitário na formação do pedagogo para a atuação hospitalar*, apresentadas pela assistente social Ms. Margarida Maria Teixeira de Freitas Mugiatti e pela pedagoga Profa.-Dra. Elizete Lúcia Moreira Matos, respectivamente, autoras desta publicação.

1
Buscando raízes

O momento atual é de significativas transformações. A sociedade está exigindo novas propostas sociopolíticas, na busca de soluções para problemas emergentes que cotidianamente estão impedindo o desenvolvimento de seus múltiplos segmentos.

Especificamente na área da Saúde, a história mostra já antigas preocupações referentes ao processo saúde-doença e à sua prática. As respectivas análises, entretanto, foram sempre frágeis, superficiais e fragmentadas, vindo suscitar, a partir de determinado momento, a necessidade de um repensar sobre a visão essencialmente biológica, portanto, insuficiente desse processo.

O problema denota, ainda, apesar de esforços em contrário, uma acentuada ênfase ao biologismo, com profundas raízes, o que necessariamente não só restringe a visão de outros horizontes como cria sérias dificuldades pelo seu sentido de unilateralidade.

De acordo com essa forma de pensamento, o primeiro prejuízo da medicina aparece em relação às próprias propostas teórico-práticas, automaticamente limitadas por essa unidimensão da doença, em dissociação do seu todo.

É notória, ainda hoje, na maioria dos hospitais a existência de um clima deveras preocupante, de despersonalização do doente. Este, muitas vezes, é identificado por determinada doença, ou utilizado como simples instrumento de pesquisa. Situação-paciente, dependência, humilhação é o triste resultado dessa injusta situação que coloca o enfermo em condições de passividade diante de um processo em que deveria ser essencialmente ativo nesse vital processo. O formalismo administrativo, por sua vez, é outro aspecto, e de peso, nesse atribulado e frio ambiente, onde, de modo geral, é priorizado o aspecto econômico-financeiro, obviamente em deplorável detrimento à qualidade do atendimento ao usuário-alvo do trabalho hospitalar.

Muitos outros indicadores negativos cabem nesta significativa balança determinante da situação do doente hospitalizado, como a atenção unilateral no atendimento propriamente dito ao enfermo, com ênfase exclusiva ao aspecto físico e material da enfermidade, quando, na verdade, a doença é também revestida de características psicossociais. Trata-se do atendimento a uma pessoa, em todas as suas dimensões, e não, simplesmente, da atenção a uma determinada doença.

A realidade mostra que o doente que procura o recurso médico, além do seu problema físico, vem envolvido por uma multiplicidade de outras situações, de ordem psicossocial, o que, muitas vezes, vem a agravar, de forma imensurável, a moléstia que o acometeu.

Se a doença, portanto, se mostra multifatorial, não é justo que se realize um atendimento meramente físico, assim atentando apenas para o mais evidente, perturbador e residual, descartando os demais aspectos, igualmente importantes, que contribuíram para a sua instalação e, seguramente, contribuirão para a sua recidiva, se não forem devidamente solucionados.

Sob tal ótica, considerando as características biopsicossociais do doente, é inadmissível que se trate apenas o aspecto físico da doença, numa unilateral compreensão dissociada de seu todo, mas que se atenda uma pessoa doente, considerando, nesse procedimento, os fatores implícitos dessa tríplice envolvência.

A ruptura com os moldes tradicionais deve, nesse sentido, se constituir no primeiro indício de percepção crítica do conceito de saúde.

Há ainda que se considerar que os procedimentos conservadores da maioria dos hospitais sempre contribuíram, e ainda hoje contribuem, para que a sua realidade se mostre fria, impessoal e impregnada de carência de afetividade.

Atentando para tal situação e, no intuito de contribuir para a solução e prevenir os problemas acima aludidos, é que os hospitais vêm envidando esforços no sentido de que sejam realizados trabalhos multi/inter/transdisciplinares, no propósito de oferecer aos seus usuários amplo e qualificado atendimento de forma mais humanizada.

Cabem aqui algumas considerações do grande diferencial com os procedimentos hospitalares dos outros tempos, dos primórdios da Medicina Social, em que imperava o caráter exclusivamente caritativo e assistencial em suas formas de atendimento.

Nessa fase o doente, julgado culpado pela sua enfermidade, era alvo da compaixão e objeto das ações filantrópicas, estas beneficiadoras, pelas próprias circunstâncias, quase tão-somente, às pessoas que as praticavam. Sabe-se que nesse tempo, não tão longínquo, o doente era visto exclusivamente pela sua enfermidade, de forma isolada e unilateral.

Felizmente, a história concernente ao atendimento hospitalar tomou, apesar do ritmo lento, novos rumos, alcançando os dias de hoje em que qualidade e humanização ocupam o mesmo espaço na mentalidade dos que se dedicam ao trabalho hospitalar.

Vislumbrar novos caminhos, portanto, é de extrema necessidade e se traduz em liberdade, criatividade e plasticidade, canalizadas para a fiel percepção da realidade em realce.

Medicina comunitária representa, pois, o sentido inovador de uma nova proposta nessa área, que prioriza a participação ativa e consciente dos indivíduos e grupos sociais, nos serviços de recuperação e proteção à saúde, fora e dentro de hospitais.

Sob tal enfoque, o termo paciente, habitualmente utilizado, se torna incoerente e contraditório, uma vez que o seu sentido indica situação de paciência e submissão, enquanto, na realidade, há convicção de que o doente deve contribuir ativamente para a sua recuperação, em condições psicológicas de reação, participação e aceitação consciente das circunstâncias impostas pela doença.

É a superação da passividade, em favor da criticidade, numa visão mais avançada no que se refere ao respeito e ao inalienável direito da pessoa à saúde.

Atualmente, já se têm expressivos exemplos desse intento, mais especificamente na área de saúde infantojuvenil, cujas instituições estão em busca do inovar, com ênfase ao aspecto humanístico. É o caso da solução ao problema evidenciado em contextos hospitalares pediátricos, alusivo à incompatibilidade de tratamentos prolongados de crianças e adolescentes em faixa etária escolar, em processo de escolaridade.

Em consonância com esse pensamento humanista, permeado de imperiosa necessidade de inovação e face, ainda, ao desafiante problema do escolar doente, pensou-se em possíveis alternativas que viessem solucionar tal impasse.

Por outro lado, tem-se observado profissionais da educação desafiando velhos sistemas, ousando descortinar outros horizontes desse conhecimento nobre – o educar.

Inovar, abrir novos caminhos nunca foi tarefa das mais fáceis. A grande dificuldade daquele que ousa buscar o novo não está nos percalços do devir, mas no forte enraizamento das resistências do vigente que, de repente, vê seus valores se esvaecerem diante de outros mais abrangentes.

O ter que agir traz consigo, também, a movimentação de novas práticas, novas posturas que, por conseguinte, demandam novos conhecimentos. O agir significa, acima de tudo, se expor, estar em evidência, ser observado e julgado.

As mudanças, portanto, requerem ações e comprometimentos que configurem novas responsabilidades, que imponham novo fazer e agir. É neste fazer e agir que se evidenciam as resistências, o que significa sair da permanência, local de conforto em que descansa a visão obtusa.

A história é a maior testemunha dos fatos. Nela encontram-se registradas as ações do fazer e agir que fizeram o conhecimento fluir. Em todas elas vê-se algo em comum: a insatisfação daqueles que não ficaram na plateia da história, mas, ao contrário, preferiram ser os atores que ousaram fazer e agir para encenar o transcorrer dos acontecimentos.

Ao educador, como participante da equipe de saúde, não cabe, assim, postura estanque. Construir conhecimentos para abrir novos horizontes significa navegar em águas turbulentas, em que o timoneiro, atento, vive a mutabilidade do fazer e do agir continuamente, tendo em vista as múltiplas possibilidades que emergem e o desafiam em todo momento.

Desta forma, não se pode conceber que o educador fique em compasso de espera, como simples espectador dos fatos. Cabe a ele, sim, descruzar os braços e agir, fazer acontecer, tornando-se um agente de mudanças na produção do conhecimento. "Do professor há que se exigir uma retomada do seu papel na sociedade, e que, como educador, além da competência intelectual e a competência técnica, tenha também a competência política" (BEHRENS, 1996, p. 35).

O educador, como partícipe da equipe de saúde, tem, portanto, a incumbência de retomar esse papel na sociedade, como agente de mudanças, mediante ações pedagógicas integradas, em contextos de educação informal, com vistas à formação de consciência crítica de todos os envolvidos, numa atuação incisiva, na reestruturação dos sistemas vigentes para uma nova ordem superior.

Para tanto é preciso que haja a necessária formação técnica para adaptar, criativamente, essas práticas às novas realidades que se apresentem. Assim, o educador, buscando novas soluções por meio do autoconhecimento, com o deslumbrar de outras fontes e assumindo o compromisso da transformação pessoal e social, passa a se tornar, juntamente com os demais profissionais da área de saúde, os artífices de uma nova proposta integrada, com a devida abertura para o desempenho de funções políticas e sociais em que se manifestem as eventuais necessidades de educação.

O homem, hoje, está sedento de conhecimentos, de novos mananciais de sabedoria, em cuja encruzilhada descortinam-se desafios sociais, tecnológicos e científicos. O fundamental, todavia, é que se possa ter uma compreensão do homem, do mundo e das ciências, não apenas intelectualmente, mas pela sua transformação interior, cujo efeito atinja o âmago do ser e se manifeste conscientemente por suas ações. Essa nova proposta educacional tem papel importante nessa transição, já que pode trazer uma nova compreensão da natureza humana, do mundo e da própria existência.

É imprescindível que se enfrentem os desafios internos e externos, assim fazendo do ato de viver a grande oportunidade para a ampliação de subsídios na investigação da própria realidade.

Destarte, propostas arraigadas em necessidades emergenciais poderão ser transformadas em êxito, constituindo-se em valiosa contribuição de cada indivíduo, nesse tão importante momento de superação de desafios!

Por outro aspecto, observando instâncias de carências sociais, pode-se, com o auxílio das ciências em enfoque multi/inter/transdisciplinar, modificar esse cotidiano, pois os fatos e as pessoas estão, de uma certa forma, conectadas a uma grande rede, ou melhor, a uma grande teia: a teia da vida, segundo Capra: "Embora a mutação e a seleção natural ainda sejam reconhecidas como aspectos importantes da evolução biológica, o foco central situa-se na criatividade, no constante avanço da vida em direção à novidade" (CAPRA, 1996, p. 179).

O educador, o assistente social, o psicólogo e os demais profissionais afins, devem buscar em si próprios o verdadeiro sentido de "educar", devem ser o exemplo vivo dos seus ensinamentos e converter suas profissões numa atividade cooperadora do engrandecimento da vida. Para isso, deverão pesquisar, inovar e incrementar seus conhecimentos e expandir sua cultura geral e procurar conhecer e desenvolver novos espaços socioeducacionais que possam, de certa forma, evidenciar uma sociedade mais harmônica em suas diversidades.

O todo exposto sugere, ainda, algumas reflexões a respeito do afastamento escolar, em razão da necessidade de longos tratamentos hospitalares. A realidade social que envolve essa imperiosa privação do acesso à escola é muito e consideravelmente mais abrangente e relevante da que se mostra à primeira vista: uma importante e alienante subjacência ali se instala, com sérios prejuízos ao desenvolvimento da criança/adolescente, no seu todo, e à recuperação integral tão zelosamente pretendida pelas equipes especializadas.

"Enfermidade social" é como se pode caracterizar essa triste excludência imposta pela doença. É de se convir, ainda, que a presença de múltiplos e negativos aspectos que envolvem o tratamento (perda de cabelo, amputações, gessos e outras limitações) sobrecarregam sensivelmente o peso dessa difícil fase.

Por outro ângulo, também a acomodação, as doenças somáticas, a excessiva dependência dos pais, muitas vezes reforçadas por estes, além de outros problemas peculiares às próprias enfermidades, se constituem num somatório de forças contrárias, com inconfundíveis argumentos para o não retorno à escola.

Também a autorrotulação e a comiseração, decorrentes deste afastamento escolar, podem ocasionar graves problemas de socialização. Esse hiato, sob diversos aspectos, pode se constituir em irreversíveis lacunas no processo de aprendizagem e de socialização, considerando que a etapa escolar representa o próprio desenvolvimento de potencialidades, da personalidade e da capacidade de comunicação.

A escola, de fato, é o meio de socialização por excelência, onde o escolar desenvolve treinamento em habilidades sociais, em ambiente natural e alegre – a sua ruptura pode ocasionar graves problemas de natureza psicopatológica (GIL, 1984).

A vivência prática tem demonstrado que a privação da escola do convívio salutar com seus companheiros pode acarretar ilimitados prejuízos à criança (ou adolescente) hospitalizada, traduzidos em traumas e, muitas vezes, até de alteração de conduta, diante das limitações impostas pelo ambiente hospitalar. É óbvia, portanto, a existência de ressentimentos pela falta da família e de seu meio social, em especial da escola.

Há, ainda, que se levar em conta que a criança e o adolescente, nessa fase, se encontram em pleno período de aprendizagem, que estão eles ávidos por novidades, essas operadas pela observação, experiência e comunicação – elementos constitutivos da aprendizagem em condições permanentes. E o isolamento da escola vem, justamente, se tornar a própria ruptura deste vital processo.

Os autores subsidiários do presente assunto afirmam que o período de privação, se prolongado indevidamente, passa a manifestar um comportamento típico dos estados de anomia, de ausência de normas sociais, de comportamentos sociais desviados, diferenciados das condições de normalidade.

Insistem, os mesmos autores, que a realidade social em que vivem as crianças e adolescentes hospitalizados, apesar dos esforços em contrário, é de uma estrutura monopolizada e "parasitada" pela doença e pelas suas complicações e consequências, razão da possível já citada "enfermidade social" que acomete esses escolares enfermos afastados do seu meio social.

O mundo hoje, por outro prisma, assiste intervenções cinematográficas no corpo humano. Apesar disso, alguns cientistas acreditam que a humanidade poderá passar por um novo ciclo de grandes mortandades, como a peste negra na Idade Média. Observa-se, entretanto, que uma das maneiras mais eficazes para controlar o avanço das doenças é a informação.

Também é interessante pensar que, no sistema tradicional da medicina, a informação cabe ao sistema médico; ao doente, apenas, a submissão ao tratamento. O enfoque da doença suscitou a reflexão sobre aspectos importantes como, por exemplo, a capacidade inata do indivíduo curar-se, por ser essa a sua condição natural. Mesmo a ideia de prevenção de doenças pressupõe doença, diagnóstico e intervenção. Na verdade, acontece que, em determinados dias, as pessoas não se sentem bem, apesar de não estarem clinicamente doentes; existem mesmo pessoas que acabam procurando o médico com dores e escutam que nada têm, ainda que sintam alguma coisa.

O momento pede que se mude o enfoque construído em torno da noção de doença, a fim de que se comece a dar maior prioridade à saúde. Essa atenção induzirá os indivíduos a se tornarem mais participativos, ativos, envolvidos e comprometidos.

Chega-se assim a um determinado momento imperativo de mudanças, com novas direções e alternativas para a área de saúde e com impressionantes resultados, como: maior aceitação e participação no tratamento médico, diminuição da ansiedade da internação, redimensionamento da visão da hospitalização, interação com a equipe médica e conhecimento da respectiva doença.

A Pedagogia Hospitalar aponta, ainda, mais um recurso contributivo à cura. Favorece a associação do resgate, de forma multi/inter/transdisciplinar, da condição inata do organismo, de saúde e bem-estar, ao resgate da humanização e da cidadania.

Neste ângulo de possibilidades educativas é que se situa a área de educação diferenciada – o hospital – onde se situam crianças/adolescentes em tempo de escolarização, contudo afastadas do ambiente da sala de aula, algumas, por tempo prolongado, devido às situações de enfermidades. Daí a necessidade emergencial de transferência do local comum de aprendizagem – a escola – para o hospital. Pressupõe-se que essa proposta de atendimento deva ser realizada sob uma ótica educacional, fundamentada numa perspectiva multi/inter/transdisciplinar e comprometida com uma abordagem inovadora.

Neste contexto, é essencial a atuação integrada dos diversos profissionais da área de saúde, educação e demais profissionais que se proponham ao desempenho cada vez mais qualificado desta nobre tarefa.

Assim, a multidisciplinaridade corresponde aos diversos saberes conferidos em ambiente hospitalar, como sensível resposta à promoção da vida com saúde, para onde convergem as diversas ciências em prol da vida com mais qualidade.

A interdisciplinaridade, por sua vez, assenta-se na integração e na inter-relação de profissionais inseridos em contexto hospitalar.

Já a transdisciplinaridade, que transcende a própria ciência, busca o vislumbre além-corpo, não se concentrando tão-somente em aspectos físicos e biológicos, mas em outros tantos olhares que vêm revestidos, em essência, de valores e humanização, com afeto, envolvimento, doação, magia, entre outros atributos essenciais a tantos que permeiam este espaço vital.

Cabe destacar que a doença não pode ser vista como fator de descontinuidade ao processo de educação formal da criança e do adolescente em idade de escolarização, respeitadas as singularidades de cada caso específico no contexto essencial em que está inserida, ainda que provisoriamente.

Este tipo de atendimento, classificado como Pedagogia Hospitalar, vem sendo adotado por instituições que se preocupam em atender aquela clientela que não deve ser excluída, por estar afastada da sala de aula, em virtude de sua enfermidade.

E, especialmente nesse cenário, tem-se uma demanda de atendimento em hospitais pediátricos, onde se faz necessária uma nova prática pedagógica. A Resolução 02 CNE/MEC/Secretaria de Estado da Educação – Departamento de Educação Especial, datada em 11 de setembro de 2001, determina expressamente a implantação de Hospitalização Escolarizada, com a finalidade de atendimento pedagógico aos alunos com necessidades especiais transitórias, com a organização de cursos acadêmicos destinados a atender a essa nova demanda, assim reforçando:

> Por outro lado, o direito à saúde, segundo a Constituição Federal (Art. 196), deve ser garantido mediante políticas econômicas e sociais que visem ao acesso universal e igualitário às ações e serviços, tanto para a sua promoção quanto para a sua proteção e recuperação. Assim, a qualidade do cuidado em saúde está referida diretamente a uma concepção ampliada em que o atendimento às necessidades de moradia, trabalho e educação, entre outras, assume relevância para compor a atenção integral. A integralidade é, inclusive, uma das diretrizes de organização do Sistema Único de Saúde, definido por lei (Art. 197) (MEC, mai./2002).

"Hospitalização Escolarizada" foi o primeiro projeto que surgiu no Estado do Paraná, a partir da parceria com Secretarias de Educação e Saúde. Também, nesse contexto, surge o termo específico "Pedagogia Hospitalar", anteriormente inexistente no Brasil, vindo a instituir uma ramificação do curso de Pedagogia, tendo, como aporte, a pesquisa de envolvimento teórico e prático entre a realidade acadêmica/hospitalar. A partir de então surgem outros projetos inéditos levados, com sucesso, à execução, como: Sala de Espera, Enquanto o Sono não Vem, Mural interativo, Inclusão digital, todos já estendidos a hospitais congêneres.

Este é, pois, o motivo de aproximações conceituais abertas a posteriores complementações. A Pedagogia Hospitalar, em sua aproximação com as demais áreas, torna-se, assim, um ramo especializado da Pedagogia, já parte integrante das muitas propostas curriculares das instituições de ensino superior.

Cabe destacar abaixo a relevância em que se tem posicionado a proposta sobre as Diretrizes Curriculares Nacionais para o Curso de Pedagogia, sob o processo 23001. 000188/2005-02, aprovado pelo parecer do CNE/CP 5/2005, de 13/12/05, apresenta-se abaixo um recorte deste primoroso documento, o qual inclui a formação também em contextos não escolares, destacando inclusive preparação e prática em ambiente hospitalar para atendimento sob aspectos pedagógicos:

> Constituem-se, conforme os Pareceres CNE/ CES 776/1997, 583/2001 e 67/2003, que tratam da elaboração de diretrizes curriculares, isto é, de orientações normativas destinadas

a apresentar princípios e procedimentos a serem observados na organização institucional e curricular. Visam a estabelecer bases comuns para que os sistemas e as instituições de ensino possam planejar e avaliar a formação acadêmica e profissional oferecida, assim como acompanhar a trajetória de seus egressos, em padrão de qualidade reconhecido no país.

As Diretrizes Curriculares para o Curso de Pedagogia aplicam-se à formação inicial para o exercício da docência na Educação Infantil e nos anos iniciais do Ensino Fundamental, nos cursos de Ensino Médio de modalidade Normal e em cursos de Educação Profissional, na área de serviços e apoio escolar, bem como em outras áreas nas quais sejam previstos conhecimentos pedagógicos. A formação oferecida abrangerá, integradamente, à docência, a participação da gestão e avaliação de sistemas e instituições de ensino em geral, a elaboração, a execução, o acompanhamento de programas e as atividades educativas.

Na organização do curso de Pedagogia dever-se-á observar, com especial atenção: os princípios constitucionais e legais; a diversidade sociocultural e regional do país; a organização federativa do Estado brasileiro; a pluralidade de ideias e de concepções pedagógicas, a competência dos estabelecimentos de ensino e dos docentes para a gestão democrática.

Na aplicação destas diretrizes curriculares há de se adotar, como referência, o respeito a diferentes concepções teóricas e metodológicas próprias da pedagogia e àquelas oriundas de áreas de conhecimento afins, subsidiárias da formação dos educadores, que se qualificam com base na docência da Educação Infantil e dos anos iniciais do Ensino Fundamental.

Assim concebida, a formação em Pedagogia inicia-se no curso de graduação, quando os estudantes são desafiados a articular conhecimentos do campo educacional com práticas profissionais e de pesquisa, estas sempre planejadas e supervisionadas com a colaboração dos estudantes. Tais práticas compreendem tanto o exercício da docência como o de diferentes funções do trabalho pedagógico em escolas, o planejamento, a coordenação, a avaliação de práticas educativas em espaços não escolares, a realização de pesquisas que apoiem essas práticas. Nesta perspectiva, a consolidação da formação iniciada terá lugar no exercício da profissão que não pode prescindir da qualificação continuada.

O projeto pedagógico de cada instituição deverá circunscrever áreas ou modalidades de ensino que proporcionem aprofundamento de estudos, sempre a partir da formação comum da docência na Educação Básica e com objetivos próprios do curso de Pedagogia. Consequentemente, dependendo das necessidades e interesses locais e regionais, neste curso, poderão ser, especialmente, aprofundadas questões que devem estar presentes na formação de todos os educadores, relativas, entre outras, a educação a distância; educação de pessoas com necessidades educacionais especiais; educação de pessoas jovens e adultas; educação étnico-racial; educação indígena; educação nos remanescentes de quilombos; educação do campo; educação hospitalar; educação prisional; educação comunitária ou popular. O aprofundamento em uma dessas áreas ou modalidade de ensino específico será comprovado, para os devidos fins, pelo histórico escolar do egresso, não configurando de forma alguma uma habilitação.

• *Atividades complementares* envolvendo o planejamento e o desenvolvimento progressivo do Trabalho de Curso, atividades de monitoria, de iniciação científica e de extensão, diretamente orientadas por membro do corpo docente da instituição de educação superior decorrentes ou articuladas às disciplinas, áreas de conhecimentos, seminários, eventos científico-culturais, estudos curriculares, de modo a propiciar vivências em algumas modalidades e experiências, entre outras, e opcionalmente, a educação de pessoas com necessidades especiais, a educação do campo, a educação indígena, a educação em remanescentes de quilombos, em organizações não governamentais, escolares e não escolares públicas e privadas;

• *Estágio curricular* que deverá ser realizado, ao longo do curso, em Educação Infantil e nos anos iniciais do Ensino Fundamental, em disciplinas pedagógicas dos cursos de nível médio, na modalidade Normal e/ou de Educação Profissional na área de serviços e de apoio escolar, ou ainda em modalidades e atividades como educação de jovens e adultos, grupos de reforço ou de fortalecimento escolar, gestão dos processos educativos, como: planejamento, implementação e avaliação de atividades escolares e de projetos, reuniões de formação pedagógica com profissionais mais experientes, de modo a assegurar aos graduandos experiência de exercício profissional, em ambientes escolares e não escolares, que amplie e fortaleça atitudes éticas, conhecimentos e competências, conforme o previsto no projeto pedagógico do curso.

Emoldurando a citada proposta, apresentam-se, abaixo, os índices quantitativos dos hospitais que já possuem alguma forma de atendimento direcionado a educadores que atuam em contextos hospitalares. É o início de uma longa caminhada a ser trilhada; mas, se alguns já haviam concebido esta ideia, é porque esta veio para ficar e provar sua função, também de humanização e escolarização, entre outras dimensões, em contexto hospitalar.

Sendo assim, apresentam-se, na Rede Hospitalar do Paraná, 545 hospitais, sendo 519 credenciados ao SUS, com 5.641 leitos pediátricos. Em confronto com a Rede Brasileira de Hospitais (Eneida Fonseca) tem-se que registrar, no país, um índice em torno de 250.000 leitos, em 6.433 hospitais, sendo que dos 2.418 públicos (federais, estaduais, municipais e universitários) e 4.015 privados (filantrópicos e lucrativos). Considerando o resultado da pesquisa que relacionou os hospitais abaixo descritos, percebe-se que tais resultados já contêm índices deveras expressivos diante do fato de que nem todos os entrevistados se manifestaram.

Em termos estatísticos podem-se registrar os seguintes dados: Região Norte, com 6 hospitais; Região Nordeste, com 8 hospitais; Região Centro-Oeste, com 14 hospitais; Distrito Federal, com 8 hospitais; Região Sudeste, com 35 hospitais; Região Sul, com 16 hospitais. E mais outras formas alternativas de atendimento ao escolar doente fora do contexto hospitalar, como casas de apoio ou outros, em número de 8 entidades.

Neste momento, é oportuno seja realçado que a Pedagogia Hospitalar é um processo alternativo de educação continuada que ultrapassa o contexto formal da escola, pois levanta parâmetros para o atendimento de necessidades especiais transitórias do educando, em ambiente hospitalar e/ou domiciliar. Trata-se de nova realidade multi/inter/transdisciplinar com características educativas.

É importante também que se clarifiquem os dois procedimentos de escolaridade que se realizam no ambiente hospitalar: a Hospitalização Escolarizada que consiste no atendimento personalizado ao escolar doente, respeitando seu momento de doença e considerando a situação de escolaridade, como, também, a sua procedência. A partir de então desenvolve-se uma proposta pedagógica específica para cada aluno, conforme as suas necessidades, entrando-se em contato com a realidade da escola de cada educando e desenvolvendo uma proposta didático-pedagógica de acordo com os padrões a que sua escola de origem atua. Para tanto, envolve-se a professora deste aluno, por meio do serviço social do hospital e como ponte de apoio à família, para o recebimento e entrega de atividades enviadas por ela. Existe também uma atuação a mais, feita pela professora do hospital que atende este educando, de forma criativa, indo além dos conteúdos propostos. Outro detalhe importante é que todo escolar hospitalizado deve estar matriculado em uma escola, e caso isso não ocorra o primeiro passo para participar do projeto de hospitalização escolarizada será por meio da assistente social do hospital e família ou responsável realizar este procedimento. Já a classe hospitalar, conforme indica a sua nomenclatura, oferece atendimento conjunto de forma heterogênea, isto é, toma todas as precauções acima citadas, porém atende a diversos escolares em uma classe ou sala de aula no hospital, de forma integrada, não atendendo cada escolar especificamente. Na hospitalização escolarizada acontecem momentos integrados entre os escolares, mas de forma lúdica e recreativa, como também nisto insere-se sempre o processo pedagógico.

Aborda-se a referência que saliente: Política Nacional de Educação Especial. Brasília: Seesp/MEC, 1994, p. 20. "Ambiente hospitalar que possibilita o atendimento educacional de crianças e jovens internados que necessitam de educação especial e que estejam em tratamento hospitalar".

As propostas acima mencionadas estão plenamente consonantes com a lei específica vigente, em plena contribuição à Política Nacional de Educação e Saúde, em prol do atendimento qualificado ao escolar hospitalizado.

Referendados pela Sociedade Brasileira de Pediatria, se torna oportuno apresentar, abaixo, os Direitos da Criança e do Adolescente Hospitalizados:

1) Direito à proteção à vida e à saúde, com absoluta prioridade e sem qualquer forma de discriminação.

2) Direito a ser hospitalizado quando for necessário ao seu tratamento, sem distinção de classe social, condição econômica, raça ou crença religiosa.

3) Direito a não ser ou permanecer hospitalizado desnecessariamente por qualquer razão alheia ao melhor tratamento de sua enfermidade.

4) Direito de ser acompanhado por sua mãe, pai ou responsável, durante todo o período de sua hospitalização, bem como receber visitas.

5) Direito de não ser separado de sua mãe ao nascer.

6) Direito de receber aleitamento materno sem restrições.

7) Direito a não sentir dor, quando existe meios para evitá-la.

8) Direito a ter conhecimento adequado de sua enfermidade, dos cuidados terapêuticos e diagnósticos a serem utilizados, do prognóstico, respeitando sua fase cognitiva, além de receber amparo psicológico, quando se fizer necessário.

9) Direito a desfrutar de alguma recreação, programas de educação para saúde, acompanhamento do currículo escolar, durante sua permanência hospitalar.

10) Direito a que seus pais ou responsáveis participem ativamente de seu diagnóstico, tratamento e prognóstico, recebendo informações sobre os procedimentos a que será submetido.

11) Direito a receber apoio espiritual e religioso conforme prática de sua família.

12) Direito a não ser objeto de ensaio clínico, provas diagnósticas e terapêuticas, sem o consentimento informado de seus pais ou responsáveis e o seu próprio, quando tiver discernimento para tal.

13) Direito a receber todos os recursos terapêuticos disponíveis para sua cura, reabilitação e/ou prevenção secundária e terciária.

14) Direito à proteção contra qualquer forma de discriminação, negligência ou maus-tratos.

15) Direito ao respeito a sua integridade física, psíquica e moral.

16) Direito à preservação de sua imagem, identidade, autonomia de valores, dos espaços e objetos pessoais.

17) Direito a não ser utilizado pelos meios de comunicação, sem a expressa vontade de seus pais ou responsáveis, ou a sua própria vontade, resguardando-se à ética.

18) Direito a confidência dos seus dados clínicos, bem como direito de tomar conhecimento dos mesmos, arquivados na instituição, pelo prazo estipulado por lei.

19) Direito a ter seus direitos constitucionais e os contidos no Estatuto da Criança e do Adolescente respeitados pelos hospitais integralmente.

20) Direito a ter uma morte digna, junto a seus familiares, quando esgotados todos os recursos terapêuticos disponíveis (Sociedade Brasileira de Pediatria – Departamento de Cuidados Hospitalares).

Segundo o artigo de Biermann (1980), já na década de 1960, as clínicas pediátricas da República da Alemanha passaram por uma evolução surpreendente, no sentido da humanização do tratamento da criança e do adolescente hospitalizados e de suas famílias. As visitas passaram a ser diárias, ao invés de uma ou duas horas semanais.

Muito oportuna é a argumentação de Biermann quando afirma que a atenção médico-pedagógica à criança hospitalizada não basta por si só; é preciso, também, assegurar o ensino escolar contínuo. A criança "se embrutece" com grande facilidade se não receber estímulo algum, podendo apresentar um quadro de pseudodebilidade mental, que pode vir a alterar, de forma mais acentuada, o seu quadro biológico. Todas as crianças têm direito ao ensino escolar; mas para isso é necessário criar espaço de ensino nos hospitais pediátricos, ou correlatos, onde estejam hospitalizados crianças ou adolescentes em idade de escolarização. Atribuo um pouco além, de que devemos iniciar também um atendimento socioeducativo para adultos de toda idade. Este será um novo desafio que levará a novas práticas, as quais, prometo, estaremos desenvolvendo em curto espaço de tempo. Para isso, devemos cada vez mais repensar e contar com o trabalho de educadores especializados e competentes no plano psico-sócio-pedagógico.

Apesar da farta bibliografia sobre a humanização do tratamento à criança (ou adolescente) hospitalizada, a partir do início deste século, somente nos anos 1990 é que surgiu, na Espanha, uma obra consistente sobre a Pedagogia Hospitalar, intitulada *Pedagogía Hospitalar – Actividad educativa en ambientes clínicos*, publicada pela Narcea Cultural, que é uma coleção com incidência social, atualidade, interesse comunitário, nível científico, enfoque pedagógico, dirigida pelo educador espanhol José Maria Quintana-Cabanas e Aquilino Polaino-Lorente (1990).

O autor Gonzáles-Simancas desde 1984 mostra que o problema social da criança e do adolescente hospitalizados, numa "perspectiva vocacional e decididamente pedagógica", no âmbito da vida profissional, têm apresentado demandas que se colocam à frente das reflexões teóricas do planejamento academicista e das controvérsias epistêmicas; contudo, se a vida antecipa-se à teoria, há que se reconhecer que, por trás do exame dos fatos, surge a necessidade de uma análise filosófica rigorosa. Se os fatos estão emergindo, com pedagogos trabalhando nos hospitais, é porque alguém concebeu sua necessidade e conveniência. Ressaltando este contexto, Behrens (1996) posiciona-se frente aos desafios universitários:

> O professor, por sua vez, deve estar atento ao fato de que a universidade é um espaço para produzir conhecimento, mas não qualquer conhecimento. A produção do conhecimento significativo precisa dar conta do avanço da fronteira da ciência, da tecnologia, da cultura e também dos problemas atuais que atingem a comunidade. A universidade, portanto, torna-se um espaço educativo que busca o desconhecido, o inédito, sem perder de vista o seu projeto pedagógico, político e ideológico (BEHRENS, 1996, p. 45).

Daí a necessidade, que se aponta neste momento, da presença de pedagogos em hospitais, com a finalidade exclusiva e específica de atender certos aspectos de natureza pedagógica do enfermo, como a de promover a continuidade da escolarização em ambiente hospitalar.

Com novas abordagens, a pedagogia acadêmica abrange aspectos sobre os quais está sendo levada a efeito uma série de ações de auxílio à criança ou ao adolescente enfermo hospitalizado. Em decorrência dos resultados do referido projeto de Hospitalização Escolarizada, este implantado com sucesso na área hospitalar infantojuvenil, tem-se buscado alertar aos pedagogos para a necessidade da proposição de uma complementação aos cursos de Pedagogia para que abranja, ao mesmo tempo, a função humanizadora da universidade e o trabalho acadêmico multi/inter/transdisciplinar.

Quintana-Cabanas (1990) chama a atenção sobre a visão pedagógica tradicional que limita e restringe o ensino aos limites da família e da escola. Refere-se às demandas de auxílio às crianças/adolescentes hospitalizados que legitimam o ponto de vista da atual Pedagogia Social, uma vez que um dos seus objetivos principais consiste na atenção aos problemas sociais que podem ser tratados no âmbito da educação.

Nesse sentido, também alertam Gonzáles-Simancas e Polaino-Lorente (1990) para o seguinte:

> A ação antecipa-se à reflexão especulativa e teórica. Em todos os âmbitos do saber a ciência pressupõe sempre uma etapa de *práxis* empírica, intuitiva, na qual a ação prática guia-se pela inteligência geral e comum até que desemboca na *techné*, num "quefazer" que se caracteriza por se conhecer já o porquê – se faz, o quê – se faz; é o que encaminha à indagação sistemática e à posterior atribuição de unir o corpo científico (GONZÁLES-SIMANCAS & POLAINO-LORENTE, 1990, p. 18).

Os autores alertam para a necessidade de fundamentar o trabalho pedagógico hospitalar a partir de reflexões filosóficas de acordo com a proposta concreta a ser desenvolvida no hospital. Consideram que, de certo modo, o que se passa hoje com a Pedagogia Hospitalar ocorreu também com a Pedagogia Social, isto é, conta-se com um apoio ainda escasso e uma certa experiência.

Portanto, há muito que caminhar no vasto pluralismo multiforme de ações educativas que hoje estão se desenvolvendo em tantas e tão variadas dimensões do trabalho social. Uma dessas dimensões se faz existir no hospital, um contexto social que até há pouco tempo estava totalmente esquecido e escassamente atendido pelas instâncias educativas, além de ser quase completamente desconhecido para os educadores. Este é um novo setor, a respeito do qual há muito ainda por investigar, até que se consiga evidenciar a sua natureza científica e a eficácia real das novas intervenções pedagógicas e psicopedagógicas.

Neste contexto, cabe a contribuição de Lain Entralgo (1990):

> A consideração de que a pessoa humana é um corpo animado, uma carne espiritualizada, exige que a medicina deva se ocupar do elemento psíquico do homem. Desse modo, estabelece-se um problema, pendente de solução científica, isto é, "a personalização do enfermo". A partir deste reconhecimento, começa uma nova era na medicina: a da medicina psicossomática e a antropologia médica (LAIN ENTRALGO. *In*: GONZÁLES-SIMANCAS, 1990, p. 96).

Embora existam inúmeros trabalhos escritos sobre as questões da medicina psicossomática e da antropologia médica, o alcance das propostas efetivas são, ainda, muito modestas. Em termos gerais, é o que interessa à equipe médica. E o que definitivamente importa à relação equipe/enfermo são os efeitos benéficos que dessa relação podem redundar na cura do enfermo, ou na prevenção de enfermidades.

A larga trajetória percorrida pela medicina, com respeito à relação equipe-enfermo, pode, assim, ser sintetizada no seguinte: *soma-psique-pessoa*. Estes três aspectos mostram a importância da marcha das relações entre equipes e enfermos, desde a sua origem até a atualidade.

Dentro deste contexto, a Pedagogia Hospitalar vem aparecendo como uma nova área científica a ser construída e assume uma natureza diferenciada, embora sustentada pela Pedagogia Geral (que se dirige à atenção e à otimização da educação – entendidas, aqui, no seu sentido mais amplo – dos enfermos).

Não será demais insistir, neste momento, em pontos essenciais da educação no seu todo, tal como seu conceito de "aperfeiçoamento intencional das potencialidades humanas específicas" (GARCÍA HOZ. In: GONZÁLES-SIMANCAS & POLAINO-LORENTE, 1990, p. 23) ou sua descrição como "autotarefa" de aperfeiçoamento pessoal.

> A educação, em sua abrangência, é uma operação, uma ação, não é algo que se impõe de fora, mas, sim, inerente a todo ser humano e, como tal, é um processo que termina quando cessa a existência. Este permanente auto-desenvolvimento pessoal tem, como finalidade, a plena realização da pessoa, considerada como um todo – em sua integridade – em todas e em cada uma de suas partes: singularidade, abertura e autonomia (GARCÍA HOZ *et al.* In: GONZÁLES-SIMANCAS & POLAINO-LORENTE, 1990, p. 23).

Para o alcance da plenitude da realização humana que é a finalidade da educação, impõe-se a necessária colaboração por parte do educador. Pois, como intervém Altarejos (1983):

> A educação não é mais que uma ajuda poderosa para alcançar o fim; porém, apenas uma ajuda. O fim da educação será a capacitação das potencialidades humanas até o grau de perfeição necessária para que a felicidade seja

alcançada pelo homem. A educação, formalmente, só prepara para a felicidade. Na realidade, porém, a suscita, pois somente pode-se aprender a ser feliz, sendo-o em algum grau (ALTAREJOS, 1983, p. 29-31).

Se a educação, como *autotarefa orientada*, diz respeito a todas as pessoas e durante toda vida, não será legítima a exceção para com a pessoa enferma. Nessa perspectiva, a Pedagogia Hospitalar propõe-se a uma ajuda eficaz – a pedagógica – que pode ser dirigida ao enfermo, isto é, se as suas condições de enfermidade o permitirem, mesmo que em um ambiente diferenciado, o que se constitui em motivação para a continuidade de sua vida na sociedade.

Se a ação pedagógica integrada é importante para toda pessoa, também o será para a criança (ou adolescente) enferma, considerando que o seu processo de educação foi interrompido, gerando, entre outros impedimentos, o de frequentar a escola regular. Assim, todo seu projeto de vida passa a depender mais da ação positiva e competente da Pedagogia Hospitalar do que da natureza, curso e sequelas da sua enfermidade, principalmente se não estiver preparada para enfrentar essa realidade.

Em síntese, a finalidade da ação educativa continuada no âmbito hospitalar é própria de um saber e de uma profissão específicos, numa ação pedagógica que não se opõe nem se confunde com a ação e a finalidade que são conaturais à medicina e ao ato médico.

A Pedagogia Hospitalar, por suas peculiaridades e características, situa-se numa inter-relação entre os profissionais da equipe de saúde e a educação. Tanto pelos conteúdos da educação formal, como para a saúde e para a vida, como pelo modo de trazer continuidade do processo a que estava inserida de forma diferenciada e transitória a cada enfermo.

Na realidade, esta área de atendimento constitui o modo especial de entender a pedagogia. Por outro lado, na medida em que procura estar presente à condição enferma de seus alunos, a Pedagogia Hospitalar está próxima, também, ao quefazer da equipe multi/inter/transdisciplinar.

A educação que se processa, por meio da Pedagogia Hospitalar, não pode ser identificada como simples *instrução* (transmissão de alguns conhecimentos formalizados). É muito mais que isto. É um suporte psico-sociopedagógico dos mais importantes, porque não isola o escolar na condição pura de doente, mas, sim, o mantém integrado em suas atividades da escola e da família e apoiado pedagogicamente na sua condição de doente.

A escola, por sua vez, em relação à educação básica, deve repensar sobre a necessidade de um programa ou projeto a ser desenvolvido para atender as especificidades de fato de cada criança ou adolescente envolvido em realidades diferenciadas.

Segundo Mary Warnock, no livro *Meeting Special Educational Needs* (Londres, 1978):

> [...] sejam oferecidas atividades educacionais para crianças hospitalizadas, por mais graves que sejam suas deficiências estas atividades tenham espaço adequado dentro do hospital e sejam consideradas uma parte integrante do sistema educacional e que os professores de classes hospitalares tenham acesso aos trei-

namentos em serviço e outros cursos de capacitação.

No Brasil, a grande maioria dos hospitais não possui atendimento ao escolar hospitalizado. Ainda não há um reconhecimento satisfatório no sentido de que as crianças e os jovens hospitalizados têm o direito à educação.

Como questionar, sob tal ótica, a exclusão social, a segregação institucional, a integração social, a inclusão social e a sociedade inclusiva? Entende-se como inclusão um processo de adequação dos sistemas sociais às necessidades das pessoas para que elas, uma vez neles incluídas, possam desenvolver-se e exercer plenamente a sua cidadania.

Sendo que a rejeição zero consiste em não rejeitar uma pessoa por qualquer motivo, como, por exemplo, pelo fato de possuir ela uma deficiência, ou pelo grau de severidade dessa deficiência, ou ainda pela necessidade de constantes internações, não há como excluí-la do processo social normal, relegando-a à reclusão hospitalar, seja esta transitória ou crônica.

Cabe, assim, aqui, o seguinte questionamento: que forma de equiparação de oportunidades se está oferecendo, uma vez que se entende a mesma como um processo mediante o qual os sistemas gerais da sociedade, tais como o meio físico, a habitação e o transporte, os serviços sociais e de saúde, as oportunidades educacionais e de trabalho e a vida cultural e social, aí incluídas as instalações esportivas e de recreação, são acessíveis para todos?

Os sistemas de ensino, em ação integrada com os sistemas de saúde, devem, portanto, organizar atendimento a escolares hospitalizados para tratamento de saúde. Resolução n. 2, de 11/09/01, do CNE/CEB.

Também, segundo Parecer 017/2001 CNE-Diretrizes da Educação Especial na Educação Básica, há a seguinte definição: "Atendimento domiciliar visa um serviço destinado a viabilizar, mediante atendimento especializado, a educação escolar de alunos que estejam impossibilitados de frequentar as aulas, em razão de tratamento de saúde que implique em permanência prolongada em domicílio".

As respectivas ações pedagógicas, portanto, devem ser flexíveis e vigilantes num contexto cotidiano, atendendo às modificações do quadro clínico, de acordo com o momento no tratamento hospitalar.

Considera-se, portanto, que o envolvimento da atuante equipe profissional e sua integração é fator essencial e ao mesmo tempo crucial para o sucesso desse trabalho. Esta integração deve, com a devida prevalência, favorecer e conciliar as situações problematizadoras, com ênfase nesse processo de cura. Também aí se instala a relevância dos atendimentos psicossociais e pedagógicos, inseridos num único processo, como fator de restabelecimento. É quando surge a necessidade de uma nova mentalidade na formação desses profissionais, o que lhes vem assegurar um real e adequado desempenho, com ênfase, neste momento, ao do pedagogo, na qualidade de novo profissional na equipe de saúde.

É importante ressaltar que a situação do escolar doente, acima aludida, esteve até então em desamparo nos meios hospitalares, especificamente infantojuvenis, naqueles em que há considerável concentração de crianças e adolescentes na faixa etária escolar.

A Hospitalização Escolarizada apontou a solução, que representa a conciliação de interesses das políticas públicas de saúde e educação: trazendo ela, em seu contexto, o sentido de superação das contradições mantenedoras do problema em evidência.

É necessário conferir realce ao elevado potencial terapêutico, de natureza ocupacional, de que se revestem as atividades em referência.

Cabe, ainda, ressaltar o aspecto político que envolve a questão. Esta, com certeza, devidamente amparada, constituir-se-á em concreta contribuição aos objetivos educacionais e sanitários dos Ministérios da Educação e Saúde.

Visualizando, por outra face, a trajetória pedagógica no seu todo, há que percebê-la em dois nítidos e significativos momentos, com características distintas no contexto temporal: o inicial, com a instalação do Projeto de Hospitalização Escolarizada, em que se destaca a fase de resolução do problema do escolar doente, incompatibilidade do tratamento hospitalar prolongado com a frequência regular à escola, problema que se evidenciou emergencial, com a necessidade de imediatas providências; e a posterior fase em que esse mesmo projeto deixou de ser único, enquadrando-se entre outros projetos de igual valia, no contexto da Pedagogia Hospitalar em cenário nacional.

Trata o capítulo seguinte dos primórdios da Medicina Social, num resgate histórico e numa sequência contextual da realidade dos fatos que envolvem a presente publicação.

2
Contextos e fatos

A doença, como processo biológico, sempre existiu, representando a instabilidade entre as várias relações do todo do indivíduo com o ambiente externo, este em permanente mudança.

Na Antiguidade, por meio de observações em papiros egípcios, ou mesmo em legados romanos, percebem-se preocupações com a saúde das pessoas, sob diferentes formas, em diferentes épocas.

Havia, entretanto, no séc. V a.C. em relação à distribuição do cuidado médico, discriminação ao homem escravo, sob a alegação de que o tratamento requeria disponibilidade e circunstâncias favoráveis, condições essas restritas a poucas pessoas. Julgava-se que as pessoas pobres, além de não serem disponíveis, eram negligentes no trato com a saúde e no tocante aos termos preventivos.

No período medieval, já as populações se ressentiam da deterioração dos ambientes, sob a alegação de que as pestes e as pragas ocorriam com maior frequência nas cidades mais densamente povoadas. Nesse período, já se associavam fatores sociais, culturais e educacionais com aspectos de saúde.

Na fase da Renascença e mesmo depois, nos séculos XVII e XVIII, o provimento da atenção médica forneceu outras observações pertinentes à relação entre fatores sociais e condições de saúde.

A propósito, Bernardini Ramazini, em 1713, procurou determinar alguns elementos conceituais da Medicina Social, dentre as quais destacam-se:

- a posição social como determinante da relação entre estado de saúde e condições de vida;

- os fatores prejudiciais existentes nos grupos, sob diferentes formas e intensidade, por efeito da posição social;

- e, finalmente, a maléfica influência exercida por determinados elementos bloqueadores do aperfeiçoamento do bem-estar social.

O pensamento de Ramazini se identificava com a linha política predominante em alguns países da época, cujo objetivo era vincular a vida social e econômica aos poderes políticos do Estado. Mercantilismo e cameralismo foram cognominações dadas a tal sistema, cuja ideia central consistia no incremento da riqueza e do poder do Estado, por meio do incentivo ao trabalho, este visto como um dos principais agentes de prosperidade e, evidentemente, fator gerador de riqueza nacional. Todo e qualquer obstáculo à produtividade se constituía em significativo problema econômico. Cabia, em consequência, aos governos a responsabilidade de remover esses obstáculos.

Tais linhas ideológicas serviram de base norteadora para a formulação do conceito da política de saúde e respectivas implicações em vários países do continente europeu.

Também existiram nessa época importantes contribuições, dentre as quais salientam-se a de Willian Petty, Nehernih Grew e, pouco mais tarde, John Bellers, este considerando a doença e a morte um desperdício de recursos humanos (ênfase à produtividade), propondo a criação de laboratórios e hospitais para centros de pesquisa e atendimento a pessoas pobres.

Maior expansão aos assuntos de saúde se deu nos séculos XVII e XVIII, com a criação de repartições administrativas centrais, centros de saúde e conselhos de saúde, incluindo os respectivos aspectos teóricos.

A expressão "Polícia Médica" refere-se ao conceito de saúde do esquema cameralista, por meio do qual, segundo Seckendorf, um dos seus maiores expoentes, a função do governo era de impor regulamentos para a garantia do bem-estar do país e do povo.

No início do séc. XVIII, o conceito de Polícia Médica começou a assumir formas institucionais, em termos não só de atendimento individualizado, como também de supervisão da saúde da população.

A mais importante contribuição sobre Polícia Médica foi por meio do trabalho apresentado por Johan Peter Frank, conhecido pioneiro da Medicina Social, sendo a sua obra publicada em dois volumes, *System einer Vollstandigen medicinischen polizey*, de 1779 a 1817, três dos quais publicados postumamente.

Seu trabalho teve uma larga abrangência, representando um marco histórico da Medicina Social, todo imbuído de sentido humanitário, sua principal característica, tendo exercido decisiva influência em outros países como a Dinamarca, Itália, Rússia e outros mais, pela facilidade de contato cultural. Mais tarde, a ideia de Polícia Médica também se estendeu à França, à Inglaterra e aos Estados Unidos, naturalmente em conformidade com as formas políticas vigentes.

Na Alemanha, tal ideologia era desenvolvida com base no autoritarismo e no paternalismo, o que prevaleceu até meados do séc. XIX, quando, na própria Alemanha, a Revolução Industrial veio a exigir novas abordagens para a solução de seus problemas concernentes ao bem-estar social.

Com destaque na França, no início do séc. XIX, surgiram Jules Guerine Fourier, Saint-Simon, Buchet e outros, com importantes reflexões sociofilosóficas da medicina, com vistas às necessárias mudanças.

Em 1840 houve referência ao nome de Louis René Willermé, com ênfase ao seu interesse pela relação entre ambiente social, mortalidade e morbidade. Em uma publicação sobre a mortalidade em bairros de Paris, Willermé identificou uma relação clara entre pobreza e doença, estendendo seu estudo sobre a mortalidade infantil. Significativo foi também o seu estudo sobre a relação dos aspectos econômicos, nutricionais e ambientais sobre o crescimento e desenvolvimento físico.

As ideias revolucionárias sobre a Medicina Social rapidamente se alastraram. Na Alemanha, um dos seus líderes, Salomon Neumann, em 1847, afirmava que "a ciência médica é intrínseca e essencialmente social, e, enquanto isso não for reconhecido na prática, não seremos capazes de desfrutar os seus benefícios e teremos que nos satisfazer com um vazio e uma mistificação" (NEUMANN. *Apud*

NUNES, Everardo Duarte (org.). *Medicina Social; aspectos históricos e teóricos*. São Paulo: Global, 1983, p. 51).

Muitos outros nomes ainda se notabilizaram em relação à Medicina Social, dentre os quais destacam-se Ludwig Teleki, Adolf Gottstein, Alfons Fischer e J. Kanf. Em 1932 houve o surgimento da publicação, por Ichert e Weicksel, em que é feita a divisão da Medicina Social em quatro partes: fisiologia e patologia social, diagnóstico social, terapia social e profilaxia social. Cabe o registro da importância do conceito de diagnóstico social de Mary Richmond, origem dos termos terapia e profilaxia social.

No que tange aos Estados Unidos, o efetivo interesse pela Medicina Social, propriamente dita, se dá realmente em 1940, embora há muito tenha havido o reconhecimento dos fatores sociais influentes, tanto na saúde como na doença.

Suas raízes se encontram na saúde pública e no serviço social organizado, cujas bases comuns distam aproximadamente de 1890, ocasião em que o Serviço de Saúde e a Ciência Social, ainda com características caritativas, buscaram convergência em suas ações.

Em 1921 foi fundada uma *Section on Sociology*, em Nova York, composta por médicos e assistentes sociais, cujas preocupações se estenderam também à pertinente legislação.

Em 1925 Francis Lee Dunham, enfatizando a necessidade da medicina preventiva, recomendava que: "...deveria ter a contribuição das ciências sociais, da psicologia, da psiquiatria e de vários outros departamentos, sem que recaísse sobre nenhum deles, em particular, o encargo de tal responsabilidade".

Nessa afirmação há a preocupação com a necessidade de trabalhos integrados e respectiva corresponsabilidade frente aos diferentes problemas de ordem sanitária.

Oportuno é o comentário de Ryle, em 1947, falando sobre a Patologia Social e a nova era da Medicina Social, no sentido de que:

> [...] a Medicina Social apropriadamente coloca no interior de sua área a totalidade de um departamento moderno de serviço social. Isto inclui diagnóstico social e terapêutica social – a investigação das condições encontradas, a organização dos cuidados póstratamento e readaptação dos indivíduos e famílias perturbadas ou modificadas pela doença. O assistente social que trabalha em hospitais também desempenha um importante papel no ensino e assistência ao paciente de uma unidade clínica de pesquisa (p. 131) (RYLE, John A. Social Medicine: its meaning and its scope. *British Medical Journal*, 20/11/43, v. II, p. 633, citado por: Rosen, 1979, p. 131).

Dos anos 1960 aos presentes dias a fase tem sido marcada, em termos de evolução da Medicina Social, pela busca mais intensificada das determinações do caráter da doença, busca essa não só no próprio desenvolvimento da medicina, mas também junto à sociedade com que se articula.

Nos diferentes países, em que pesem as suas peculiaridades, essas buscas assumem aspectos básicos comuns, sob a influência das crises sociopolíticas imperantes, com tendências de Medicina Comunitária. Apresenta-se a seguir a inter-relação da Pediatria Social e Educação.

2.1. Pediatria Social e Educação

A Declaração dos Direitos da Criança, da Organização Mundial de Saúde, é clara quando assevera que: "...a criança gozará de proteção especial e ser-lhe-ão proporcionadas oportunidades e facilidades por lei e por outros meios, a fim de lhe facultar o desenvolvimento físico, moral, espiritual e social, de forma sadia e normal e em condições de liberdade e de dignidade".

Se, por direito, cabem à criança todas as forças facilitadoras do seu bem-estar, o livre acesso à saúde e à educação, em enfoque neste trabalho, são direitos inalienáveis que requerem a máxima proteção.

Na necessidade de hospitalizações prolongadas ou de atendimentos múltiplos da criança e do adolescente, tais direitos essenciais contraditoriamente se encontram na mais plena desproteção, diante do impasse com que se deparam: ou o tratamento, ou a escola, ou, então, prejuízo a ambos; ou ainda acomodação ou conformismo.

Na situação de conformismo ou acomodação, as crianças e adolescentes, muitas vezes, nem chegam a se matricular, permanecendo no analfabetismo. A realidade mostra a criança como um ser precariamente dotado de recursos para se proteger das agressões do meio. Há o acréscimo ainda de que o período infantil, como o da velhice, se constitui, não só biologicamente, de maior vulnerabilidade.

Na situação do escolar doente, o entrecruzamento das duas necessidades essenciais básicas, saúde e educação, absurdamente passam a se projetar sob a imagem de agressores, com recíprocas ameaças, ao tratamento ou à integridade do ano letivo.

Tal situação, portanto, requer menção especial; esta, dentre outras, se constitui na razão da existência da Pediatria Social que é o ramo da Medicina que visa ao estudo e à assistência global da criança. Complementando, acrescenta Marques (1986, p. 4):

> [...] a Pediatria Social deve objetivar o mais completo bem-estar social de todas as crianças e mães, integradas numa sociedade justa e feliz. Para tanto, é indispensável o mais alto grau de consciência social e política, no permanente empenho de empregar, no seu proveito, tudo o que de bom a inteligência humana for capaz.

Considerando, pois, que a Pediatria Social objetiva o mais completo bem-estar social da criança e do adolescente, os problemas a ela relacionados dependem, de fato, do mais alto grau de consciência social e política.

Em relação ao aspecto educativo, especificamente, Paulo Freire, em entrevista concedida ao *Jornal Opinião*, n. 20, de 18-24/06/89, comenta que a solução do problema da educação é social e é política. Afirmava ele que o respectivo questionamento depende da opinião dos diferentes segmentos da sociedade, sendo esta a forma de conciliar as soluções às singularidades de cada realidade. "É preciso descentralizar as decisões", assegurava Freire (1989). E prosseguia ainda: "se não cuidarmos da educação da criança, se permitirmos que muitas sejam excluídas da escola nos primeiros anos, pela reprovação, teremos muito em breve milhares de analfabetos adultos no país".

Na mesma oportunidade, o entrevistado se referia às situações de crianças, em elevado índice, que, por outros motivos, são excluídas da escola, barradas por desmotivações e dificuldades não superadas. É o que os especialistas chamam de evasão escolar.

E, comentando, concluiu Paulo Freire, 1989: "a questão que me chama mais a atenção é a necessidade de vencermos o óbice das reprovações nos primeiros anos de escola. Se não superarmos o elitismo e a antidemocracia, que imperam na educação atual, na escola de hoje, teremos milhões de analfabetos. E muito poucas razões para termos esperanças no nosso futuro" (*Jornal Opinião*, ano 77, n. 20, 18-24/06/89).

O conteúdo da entrevista bem demonstra, implicitamente, a situação dos escolares doentes. Na verdade, essas crianças e adolescentes são tolhidos do exercício de seus legítimos direitos, pelo simples fato de serem doentes, nas condições já mencionadas. O enfermo em tal situação se torna vítima, realmente, de uma sociedade elitista e antidemocrática; esta, no seu individualismo, está contribuindo para avolumar as fileiras dos futuros adultos analfabetos ou despreparados para assumir devidamente as suas condições de cidadãos. Em se tratando do ato educativo propriamente dito, no contexto hospitalar, aludem Simancas e Lorente (1990, p. 47) que:

> [...] a atenção pedagógica, por meio da comunicação e do diálogo, tão essenciais no ato educativo, se propõe a ajudar o enfermo – criança ou adulto – para que, imerso nessa situação negativa que atravessa, possa seguir desenvolvendo-se em todas as suas dimensões pessoais, com a maior normalidade possível.

Isto em razão de que por enfermidade não se deve entender como algo de natureza passiva que sobrevém à pessoa, porém algo ativo, que se relaciona com o estilo de cada um. São experiências pessoais, por meio das quais cada um faz o seu próprio limite, desenvolve suas potencialidades e peculiaridades pessoais, até então ignoradas – é o encontro de si mesmo!

A realidade pede, portanto, soluções urgentes a tais problemas no sentido de que todos os esforços se direcionem para que a criança e o adolescente sejam protegidos em quaisquer circunstâncias vivenciais, mormente em situação de maior fragilidade, como a de doença ou o que a levou à internação, pois nem sempre a hospitalização vem em decorrência de doença e, muito mais ainda, quando estiverem ameaçados por outras implicações. O caso do escolar doente é um expressivo exemplo. É a essa criança e adolescente enfermos hospitalizados que se refere o item a seguir.

2.2. O hospital e o escolar hospitalizado

Cabem aqui algumas considerações voltadas especialmente ao escolar em contexto hospitalar, cuja realidade se evidencia na presente publicação.

Trata-se da situação de crianças e adolescentes, em idade escolar, que submetidas a longos períodos de hospitalização ficam impossibilitadas de seguir o seu ano letivo escolar. Ou daqueles que nem chegam a se matricular, pelos mesmos motivos, atingindo a pré-adolescência ou mesmo a adolescência em estado de analfabetismo ou nas primeiras séries escolares.

O problema, portanto, é evidente: existe uma nítida contradição entre o necessário tratamento hospitalar e a necessária frequência escolar, uma vez que ambos exigem o mesmo espaço temporal. Se por um lado o tratamento logra êxito, por outro o processo de escolaridade é quantitativa e qualitativamente prejudicado; em situação contrária o tratamento entra em colapso, com envolvimentos de gravidade muitas vezes irreversíveis. É o entrecruzamento de duas necessidades essenciais: ou a saúde, ou a educação, eis a contradição!

Sendo assim, rupturas do tratamento ou evasões escolares representam uma constância ou ainda sérios prejuízos a ambos, neste caso culminando com perdas do ano letivo e agravamento da enfermidade.

Tal é a realidade do escolar hospitalizado. Face a multiplicidade de atendimentos pelas equipes de saúde, nas diferentes especialidades, algumas especificamente requerem períodos de hospitalização mais prolongados ou atendimentos intermitentes ambulatoriais. São situações referentes às diversas enfermidades como: cardiológicas, ortopédicas, hematológicas, oncológicas, nefrológicas, entre outras.

Ainda à situação-problema é acrescentada a necessidade de permanente preparo, durante o período de hospitalização, para o retorno à escola, uma vez que a realidade hospitalar é revestida de especificidades bem distintas, tanto em relação à própria situação física quanto à forma individualizada de atendimento.

O propósito, já mencionado, das equipes de saúde, estando aí incluído o pedagogo, é o de oferecer atendimento à criança e ao adolescente enfermos. Daí a importância dos fatores sociais e psicopedagógicos que envolvem o problema em questão. Objetiva-se, portanto, descobrir e conciliar esses fatores, por meio de formas de comunicação entre os sujeitos participantes do processo.

Trata-se de conciliar o tratamento e o processo de escolaridade, buscando alternativas que possam integrar esta situação transitória. Estas reflexões suscitam os seguintes questionamentos:

1) As ações multi/inter/transdisciplinares desenvolvidas no hospital, de modo geral, podem contribuir para a humanização da Medicina Social (Medicina Comunitária) e da própria sociedade?

2) A agilização do processo saúde-hospitalização, por meio de suas equipes, podem se constituir em agente humanizador, bem como mobilizador do bem-estar social?

3) O trabalho pedagógico em equipe no contexto hospitalar responde à realidade do escolar hospitalizado?

4) O envolvimento da família e demais sujeitos é fator importante ao reencontro com a vida extra-hospitalar?

5) A prática de hospitalização escolarizada poderá representar efetiva contribuição à concretização do tratamento e à escolaridade do enfermo?

A partir de tais questionamentos é interessante que se tenha uma ideia do ambiente de um hospital pediátrico onde acontecem os fatos no decorrer desta publicação. É, justamente, o que se vai oferecer no item seguinte.

2.3. Hospital pediátrico: uma realidade singular

Somente quem já vivenciou o burburinho diário, nessa área infantojuvenil pediátrica, pode fazer ideia dessa realidade, tão plena de calor humano e tão distanciada daqueles ambientes despersonalizados, ainda imperantes na maioria dos hospitais.

Comparativamente, pode-se entender o hospital para a criança/adolescente como um amplo cenário do qual participam os mais diversos atores, dentre os quais os familiares ocupam lugar de destaque. A presença destes, de forma enfática, é, pois, uma das suas principais características, hoje garantidas por lei.

Partindo desta concepção, é de se esperar que todos, a direção administrativa, as equipes de saúde, os funcionários e os familiares, em postura coesa, se disponham, devidamente habilitados, a participar dessa ciranda, em que a criança (ou adolescente) hospitalizada passa a se constituir no centro das atenções.

Em se tratando da família então presente, transparece a necessidade de lhe conferir a devida importância e incentivo, pois da sua participação depende, em parte considerável, o êxito do tratamento no seu todo. A experiência tem sido pródiga em mostrar quão férteis são os investimentos a ela direcionados, enquanto elemento contributivo e indispensável ao trabalho multi/inter/transdisciplinar.

Considerando, portanto, esse valioso elenco participante, vê-se como da mais extrema importância à atuação convicta de todos, quanto às suas respectivas atribuições, pela necessidade de preservação da real qualidade de suas tarefas.

Para tanto, a própria realidade, em permanente movimentação, e inserida em dimensões estruturais de maior amplitude, vai passando a exigir, cada vez mais, qualidade nas ações. Responsabilidade essa que não deve recair exclusivamente sobre o médico, mas partilhada entre os elementos da equipe, cada qual correspondendo conscientemente às expectativas do grupo no seu todo.

Sente-se nitidamente o peso dessa responsabilidade alicerçada no mais profundo respeito pela tarefa humana de recuperar a saúde da criança (ou adolescente) hospitalizada, esta já tão fragilizada em relação à sua faixa etária e também em risco, pela vulnerabilidade ocasionada pela própria doença ou o fato que a conduziu à hospitalização.

Assim, o bem-estar, a evolução satisfatória do processo de cura, torna-se o objetivo primeiro de todos que ali estão a oferecer os seus préstimos.

A ciência, pelos seus avanços tecnológicos, vem acrescentando maiores e melhores recursos em relação à precisão diagnóstica e aos demais procedimentos. Por outro lado, a crise do sistema da Saúde desencadeada no país tem cerceado, até certo ponto, a ação médica, colocando dificuldades, de caráter econômico, que se somam a outras de natureza cultural e religiosa, todas decorrentes de possíveis bloqueios socioculturais e ambientais.

Os hospitais, destarte, em sua generalidade, têm sido frontalmente atingidos, fato esse que, acrescido à incapacidade aquisitiva da maioria de seus usuários, vem redundar em limitações pela impossibilidade de livre acesso a esses avançados recursos.

Tais obstáculos, não obstante, jamais se constituíram em entraves ao bom desenvolvimento do processo em questão. Muito pelo contrário, é ilimitado o esforço conjunto de compensação no enfrentamento desse desafio.

O nível de entrosamento com instituições afins tem se constituído também em valioso fator de efetiva contribuição ao alcance dos objetivos citados.

O que mais importa é que a criança ou adolescente hospitalizado venha receber, sempre e com o máximo empenho, o atendimento a que fazem jus, nessa tão importante fase de sua vida, da qual depende a sua futura estrutura, enquanto pessoa e cidadão.

É exatamente este o ponto essencial que incentiva as ações multi/inter/transdisciplinares, com o acréscimo, ainda, de que as potencialidades, de modo geral, reforçam a necessidade de investimento na qualidade desses trabalhos em desenvolvimento, cujo tema é abordado a seguir.

3

A Pedagogia Hospitalar e o seu contexto

Este novo papel com que se depara a Pedagogia Hospitalar compreende os procedimentos necessários à educação de crianças e adolescentes hospitalizados, de modo a desenvolver uma singular atenção pedagógica aos escolares que se encontram em atendimento hospitalar e ao próprio hospital na concretização de seus objetivos.

Ressalta-se aqui a grande importância do esforço das instituições hospitalares ao abrirem este novo e valioso espaço para a ação educativa na realidade hospitalar. Uma vez verificada a já existência, nos hospitais, de uma práxis pedagógica, conclui-se pela necessidade de uma contribuição especializada, sempre objetivando o melhor auxílio à criança (ou adolescente) hospitalizada em idade escolar.

O que se pretende, em verdade, é buscar autonomia à Pedagogia Hospitalar, como parte muito especial da Pedagogia, com sólidos fundamentos de natureza científica nos aspectos teórico-práticos.

Nesta perspectiva, há que levantar questões imprescindíveis para fundamentar a mencionada intervenção. Abre-se lugar à investigação científica e sistemática, com vistas a ampliar a Pedagogia Hospitalar, sob um eixo técnico, social e, sobretudo, ético.

Dentro do enfoque formativo, centrado na pessoa, em seu aperfeiçoamento, tornam-se relevantes os conhecimentos e a formação do pedagogo, cujos propósitos denominam-se orientação educativa.

Este enfoque educativo e de aprendizagem deu origem à ação pedagógica em hospitais pediátricos, nascendo de uma convicção de que a criança e o adolescente hospitalizados, em idade escolar, que não devem interromper, na medida do possível, seu processo de aprendizagem, seu processo curricular educativo. Trata-se de estímulo e da continuidade dos seus estudos, a fim de que não percam seu curso e não se convertam em repetentes, ou venham a interromper o ritmo de aprendizagem, assim dificultando, consequentemente, a recuperação da sua saúde. A necessidade de continuidade, exigida pelo processo de escolarização, é algo tão notório que salta à vista dos pais, professores e mesmo das próprias crianças e adolescentes.

Sob tal ponto de vista, o objetivo é claro e definido, isto é, manter e potencializar os hábitos próprios da educação intelectual e da aprendizagem de que necessitam as crianças/adolescentes em idade escolar, mediante atividades desenvolvidas por pedagogos em função docente. Freire (1983, p. 33), evidencia:

> [...] o desenvolvimento de uma consciência crítica que permite ao homem transformar a realidade se faz cada vez mais urgente. Na medida em que os homens, dentro de sua sociedade, vão respondendo aos desafios do mundo, vão temporizando os espaços geo-

gráficos e vão fazendo história pela sua própria atividade criadora.

A função docente, sob tal ótica, é uma perspectiva integradora da dimensão de ação e operação pessoal com atividades racionais, técnicas e práticas significativas em espaços ordenados. Uma concepção de prática educativa contempla o conceito integral da educação, enquanto melhora o crescimento e aperfeiçoamento humano, bem como a realização de cada pessoa. Citando Altarejos (1983, p. 244): "O ensino se regula racionalmente de modo técnico, pois na ação educativa não somente há ensino como também aprendizagem".

O meio educacional moderno permeia, assim, toda a sociedade e tem importante acolhida. Sua fonte de legitimação é do âmbito das Ciências Humanas, das quais a Pedagogia faz parte, uma vez que se instituiu em sua organização curricular e nela se desenvolve.

A experiência adquirida pela Pedagogia, em sua trajetória, permitiu-lhe um acervo teórico-prático de ensino e aprendizagem, credenciando-a a auxiliar a Pedagogia Hospitalar, o que leva a apontar a necessidade da existência de demandas por um aperfeiçoamento, como condição de desenvolvimento de uma prática educativa competente e comprometida.

Nesta perspectiva, a atenção pedagógica, mediante a comunicação e diálogo, é essencial para o ato educativo e se propõe a ajudar a criança (ou adolescente) hospitalizada para que, imerso na situação negativa que atravessa no momento, possa se desenvolver em suas dimensões possíveis de educação continuada, como uma proposta de enriquecimento pessoal.

Essa evolução foi se realizando à medida que se tomava consciência da importância do psiquismo da criança/adolescente, especialmente de suas necessidades no plano objetivo, que constituem a base de seu bem-estar físico e mental. Os pediatras constataram que os cuidados médicos, mesmo aqueles proporcionados em condições ideais, não eram suficientes para uma cura definitiva e que a hospitalização prolongada, não raras vezes, provocava o aparecimento de distúrbios psíquicos (BIERMANN, 1980, p. 83).

Com base na psicanálise freudiana, toda uma geração de pediatras e de psicólogos infantis liderados por Anna Freud (1930), Erikson (1969), Winiccott (1960; 1974), Bowlby (1961; 1972) e Robertson (1974) estudou os problemas peculiares à primeira infância, constatando que a criança tem necessidade da presença da mãe durante vários anos, para poder se refugiar junto dela, sempre que se sentir ameaçada, e que a hospitalização, devido à doença, constitui um dos perigos mais correntes e mais graves para a criança nessa fase. Sentindo-se, na maioria dos internamentos hospitalares, abandonada pela mãe, manifesta grande ansiedade e apresenta o quadro clínico de abandono afetivo.

O efeito do ambiente estranho, provocado pelo hospital, pode ser atenuado adotando-se medidas simples como, por exemplo, pintar as paredes de cores variadas (tons pastéis) e usar roupas de cores diferentes, tanto as crianças como o pessoal assistente. Deste modo, pode-se transformar um estabelecimento hospitalar estéril num espaço alegre de crianças que, aliado à presença contínua da mãe (do pai e de outros membros da família), confere a esse adoentado um ambiente com caráter familiar (BIER-MANN, 1980, p. 62).

A enfermidade é uma situação com a qual, muitas vezes, o ser humano convive passiva ou ativamente no seu cotidiano. Tal situação é responsável, em certos casos, por levar o aluno a se ausentar da escola por tempo prolongado, o que, indubitavelmente, acarreta prejuízos, por vezes irreparáveis, no curso normal de suas atividades escolares.

No intuito de se evitar tais consequências ao sistema de ensino, cabe a iniciativa de se promoverem novas alternativas de procedimentos para a continuidade escolar da criança (ou adolescente) hospitalizada, em função da separação dita como necessária.

Esse afastamento no seu cotidiano, provocado pela doença e pela hospitalização, traz uma nova situação à vida do enfermo que, além de afastá-lo do curso normal de suas atividades escolares, o induz a apresentar alterações de ordem psíquica possíveis no contexto.

Ratifica-se aqui, então, a necessidade de uma projeção emergente que, além de atender ao estado biológico e psicológico da criança, atenda também as obrigações escolares do educando no aspecto pedagógico. Tais alternativas, se processadas num ambiente diferenciado, irão beneficiar sua saúde mental, refletindo positivamente nos aspectos da saúde física e contribuindo, sensivelmente, para diminuir seu tempo de internação.

O vislumbrar da oportunidade de desenvolvimento de trabalho nesse sentido envolve um compromisso com transformações que estarão canalizando vários fatores positivos do ponto de vista biopsicossocial da criança/adolescente hospitalizado, que contribuirão efetivamente para reabilitação de seu estado clínico, anteriormente dissociado da função escolaridade. É oportuna a contribuição denominada "Hospital não impede criança de estudar", que salienta:

> "Hospitalização Escolarizada, uma nova alternativa para a criança doente". O título já diz tudo, mas não os efeitos sociais benéficos que está trazendo o atendimento escolar para estudantes de diversos graus de educação básica que, apesar de sofrerem com uma doença, conseguem levar adiante o aprendizado dentro do hospital. Isso é o que está fazendo o Hospital Pequeno Príncipe, em Curitiba, depois que um convênio firmado com a Secretaria de Educação e a Prefeitura Municipal permitiu o trabalho de duas professoras. Ontem mesmo foi possível observar no setor de Nefrologia do hospital o menino de 14 anos realizar uma avaliação de ciências como parte de suas obrigações escolares (*Gazeta do Povo*, 01/11/90).

Observa-se que a continuidade dos estudos, paralelamente ao internamento, traz maior vigor às forças vitais da criança (ou adolescente) hospitalizada, como estímulo motivacional, induzindo-o a se tornar mais participante e produtivo, com vistas a uma efetiva recuperação. Tal fato, além de gerar uma integração e participação ativa que entusiasmam o escolar hospitalizado, pelo efeito da continuidade da realidade externa, contribui, ainda de forma subconsciente, para o desencadeamento da vontade premente de necessidade de cura, ou seja, nasce uma predisposição que facilita sua cura e abrevia o seu retorno ao meio a que estava integrado.

O homem, como agente de sua cultura, não se adapta, mas faz com que o meio se adapte às suas necessidades. Daí a quebra do paradigma "escola só em sala de aula e hospital apenas para tratamento médico" faz parte da evolução. Neste contexto, o pedagogo é o agente de mudanças, pois entende-se que o escolar hospitalizado não é um escolar comum, ele se diferencia por estar acometido de moléstia ou algum dano ao seu corpo, razão pela qual precisou de cuidados médicos, bem como necessita ainda de ajuda para vencer as consequências de sua própria hospitalização.

Sendo assim, *hospital-escola* constitui-se num espaço alternativo que vai além da escola e do hospital, haja vista que se propõe a um trabalho não somente de oferecer continuidade de instrução. Ele vai além, quando realiza a integração do escolar hospitalizado, prestando ajuda não só na escolaridade e na hospitalização, mas em todos os aspectos decorrentes do afastamento necessário do seu cotidiano e do processo, por vezes, traumático da internação.

O conhecimento da realidade da criança/adolescente hospitalizado e as medidas preventivas que se façam necessárias são, portanto, pontos determinantes, também, do ato pedagógico que vai se delinear a partir destes aspectos.

A adaptação do ambiente hospitalar para a escola e da escola para o ambiente hospitalar se constitui numa necessidade, bem como uma possibilidade emergente para interação pedagógica em ambiente diferenciado.

Existem, nessa intenção, dois fatores a serem minimizados em relação à criança (ou adolescente) em idade escolar: o primeiro se refere ao tratamento médico, em consequência de moléstia ou causa da hospitalização, que demanda, pelas características e reações da criança (ou adolescente), um tempo prolongado que nem sempre se pode prever. São previsíveis, no contexto, entretanto, alterações de ordem psicológica que tendam a ampliar-se, dificultando o decurso do tratamento.

O segundo refere-se à frequência à escola, cuja continuidade se torna dependente do primeiro. Com pertinência a esta questão, é importante que se tenha bem claro o prejuízo relacionado ao afastamento da escola, com sérias implicações com a escolaridade e possibilidade de evasão definitiva. A hospitalização escolarizada possibilita a superação dessa incompatibilidade, desse permanente processo de exclusão. Cabe ressaltar a matéria intitulada "Transplantado renal liberado do hospital":

> Garoto de 13 anos que teve como doadora a sua mãe, ao deixar o Hospital Pequeno Príncipe, disse estar se sentindo bem e feliz ao voltar para casa. Esse mesmo garoto enquanto permaneceu no hospital concluiu a 4ª série do ensino fundamental dentro do Programa de Hospitalização Escolarizada que atende crianças obrigadas a permanecerem por longos períodos internadas. Ele vai para casa com duas certezas, passou para a 5ª série e que a partir de agora poderá ter vida normal (*Gazeta do Povo*, 02/12/90).

É neste contexto, justamente, que se instala a real ação do educador, ou seja, a de permear a interação de um trabalho multi/inter/transdisciplinar que privilegie o escolar hospitalizado. A ação do pedagogo não deve perder de vista o alvo do seu trabalho – o ser humano – que no momento necessita de ajuda, para soerguer-se de seu estado físico e psicológico acarretado pela doença ou hospitalização.

Assim, deve o pedagogo estar atento, solícito e predisposto diante da instância de continuar preparando, desafiando e estimulando o escolar a estudar e a vencer esta etapa da hospitalização e suas consequências na esfera psicopedagógica, pois é seu direito gozar de boa saúde e receber escolaridade independente de quaisquer condições.

Convém, com isso, destacar o Estatuto da Criança e do Adolescente, Lei 8.069, de 13/07/90, com base nos princípios universais do direito da criança/adolescente, o qual, procurando atender aos anseios da sociedade brasileira, estabelece em seus artigos 3° e 4°:

> Art. 3° – A criança e o adolescente gozam de todos os direitos fundamentais inerentes à pessoa humana, sem prejuízo da proteção integral de que trata esta Lei, assegurando-lhes todas as oportunidades e facilidades, a fim de lhes facultar desenvolvimento físico, mental, moral, espiritual e social, em condições de liberdade e de dignidade.
>
> Parágrafo único: A garantia de prioridade compreende:
>
> a) Precedência de atendimento nos serviços públicos ou de relevância pública.
>
> b) Preferência na formulação e na execução das políticas sociais públicas.
>
> c) Destinação privilegiada de recursos públicos nas áreas relacionadas com a proteção à infância e à juventude.
>
> d) Primazia de receber proteção e socorro em quaisquer circunstâncias.

O expresso nestes artigos é suficiente para se perceber o apoio claro, integral e irrestrito a toda e qualquer iniciativa em favor da criança/adolescente, mormente daquela circunstancialmente desprotegida.

As recomendações do Estatuto da Criança e do Adolescente convergem para a afirmação de que o direito à educação ultrapassa os muros escolares; é dever da sociedade buscar alternativas à provisão dessas demandas diferenciadas.

Tais fatos vieram a se constituir, portanto, em indiscutível argumento fundamental ao reconhecimento, por parte das secretarias estadual e municipal de educação, sobre a inquestionabilidade do valor desse alerta e respectiva modalidade educativa, o que consolidou o acesso e a efetivação de pesquisas nessa área.

Em se tratando de um país como o Brasil, em que o analfabetismo atinge elevados e significativos índices, tal situação justifica a amplitude desses fatores. Todo esforço é benéfico, se apoiado no enfoque da instrução como do bem-estar em relação ao escolar hospitalizado.

A experiência permitiu identificar a atípica questão do escolar hospitalizado, em situação que exige tratamento hospitalar prolongado, situação que, habitualmente, ocasiona a defasagem de escolaridade, ou, muitas vezes, até a evasão definitiva da escola, fato já referido anteriormente.

Nesse contexto socializado, de enfoque hospitalar e educacional, a prática educativa, com vigilância constante nas condições de cada criança/adolescente hospitalizado, é de caráter essencialmente transformador e centra o seu ponto de transformação no escolar em contexto hospitalar, tendo, como objetivo prioritário, a ajuda ao ser humano que necessita de auxílio neste momento.

Sendo assim, a equipe de saúde, em interação, participa na construção desse ser humano, no desenvolvimento de suas capacidades de autopercepção e solidariedade consciente. Fazendo menção às colocações acima, destaca-se:

> O Projeto Mirim de Hospitalização Escolarizada, primeiramente implantado nos hospitais infantis Pequeno Príncipe e César Pernetta, responde à necessidade de conciliação entre tratamento e educação escolar acrescentando que "...é muito importante motivar as crianças no sentido de que venham a valorizar a oportunidade de aproveitamento do espaço hospitalar para manter em dia suas obrigações escolares". "Contando com uma sala equipada e a orientação pedagógica de uma professora especializada, vamos incentivar este projeto" – destacou um dos médicos do Hospital Erasto Gaertner (*Gazeta do Povo*, 15/12/91).

A Pedagogia Hospitalar mostra, portanto, que é um processo de educação organizada que transcende aos parâmetros usualmente adotados.

Desvela-se aí o viver e o conviver com crianças e adolescentes internados ou em tratamentos externos (em processo de hemodiálise), em momentos que tornem possível a busca da superação das dificuldades e dos diferentes períodos que a vida apresenta.

Esta é a razão suprema da hospitalização escolarizada, constituída de uma legítima prática da educação, a Pedagogia Hospitalar, integrada em seu contexto: família, criança/adolescente, escola, profissionais da saúde e da educação e sociedade. Para tal intento se faz necessário, especialmente aos profissionais de educação, uma permanente vigilância da qualidade de suas ações, no tocante à sua aplicação na esfera saúde-hospital-sociedade. Com relação ao desafio proposto à Hospitalização Escolarizada, vale, neste momento, o registro do expressivo depoimento de uma das escolas:

> [...] sentimos que a aprendizagem não estaciona; a criança recebe as orientações como se estivesse em sala de aula! Pudemos observar que o aluno voltou para a escola e continuou normalmente, captando as explicações da professora e agindo como se não tivesse estado ausente, durante todo o período em que ficou internado (*Gazeta do Povo*, 03/07/94, p. 3).

A enfermidade ou a hospitalização que nem sempre é gerada pela doença, juntamente com outros fatos que levam ao encaminhamento em contexto hospitalar, é quase sempre uma fonte geradora de ansiedade, com razões que podem fundamentar-se em aspectos: biológico, ambiental e psicológico; ao ratificar a definição da Pedagogia Hospitalar é destacada sob a contribuição de Ochoa (1986, p. 116-117), tornando-se relevante neste contexto:

> A simbiose de pedagogia e psicologia que vem a chamar-se psicopedagogia, como em outros muitos campos científicos e profissionais, supõe uma linha de trabalho e investigação orientada claramente para a sistematização. O perfilamento e a precisão dos processos de intervenção pedagógica requerem uma ajuda especializada de caráter curativo, notadamente aos casos em que o desenvol-

vimento normal dos educandos padece ou começa a padecer algumas das patologias da educação. Impõe-se, aí, uma investigação mais aprofundada desses problemas, com a utilização de técnicas pedagógicas e psicossociais que possam se ajustar às circunstâncias da enfermidade e da hospitalização. São tais considerações que têm dado origem e impulsionado a Pedagogia Hospitalar na Clínica Universitária de Navarra.

Assim, faz-se necessária uma clarificação dessa disciplina ainda pouco conhecida. Simancas e Lorente (1990, p. 126) fazem uma tentativa de conceituar, propondo:

> [...] que se pode entender, por Pedagogia Hospitalar, aquele ramo da Pedagogia, cujo objeto de estudo, investigação e dedicação é a situação do estudante hospitalizado, a fim de que continue progredindo na aprendizagem cultural, formativa e, muito especialmente, quanto ao modo de enfrentar a sua enfermidade, com vistas ao autocuidado e à prevenção de outras possíveis alterações na sua saúde.

Do ponto de vista da educação, analisando os impasses da escola brasileira, o encaminhamento da questão educacional se vincula tanto ao social como ao político. Como dizia Paulo Freire, o respectivo questionamento depende da opinião dos diferentes segmentos da sociedade, sendo esta a forma de conciliar as soluções às singularidades de cada realidade.

Destacando a questão do respeito à cidadania, cada vez mais voltada às necessidades de uma sociedade mais humana, cabe ao cidadão reformulá-la sob novos aspectos de bem-estar e promoção social. É onde se evidenciam novos deveres, no que tange ao respeito a espaços diferenciados e decorrentes apoios, como contribuição a uma melhor qualidade de vida.

Constata-se que a participação, na busca de uma sociedade mais humana, auxilia aos menos favorecidos, no sentido de que possam usufruir de possibilidades de uma convivência social normal. Para isso, iniciativas criativas e viáveis, dentro de ações integradas, planejadas e conscientes, passam a se constituir em fatores de suma importância no compromisso de servir à sociedade.

O comprometimento dos cursos de Pedagogia, no que se refere à necessária formação e habilitação, reveste-se da máxima importância como indispensável elemento à Pedagogia Hospitalar. É justamente do que trata o capítulo a seguir.

4

A Pedagogia Hospitalar no contexto do curso de Pedagogia

A Pedagogia Hospitalar requer, pela sua especificidade, habilitados e competentes profissionais. Lança, com isto, um verdadeiro desafio aos cursos de Pedagogia a fundamentarem suas propostas curriculares a partir de bem-sucedidas pesquisas e práticas científicas multi/inter/transdisciplinares em contextos hospitalares que já estão acontecendo em cenário nacional, tanto por parte de muitas instituições de ensino como em realidades hospitalares ou correlatas.

Assim, com a inserção da ação da Pedagogia Hospitalar, consegue-se uma integração valiosa entre teoria e prática, bem como entre a prática e a teoria. Por outro lado, esta experiência pode vir a capacitar para uma futura dedicação profissional quando a sociedade se aperceber da necessidade também do pedagogo nos centros hospitalares e espaços de saúde. Citando a contribuição do tão notável Zanlorenzi (1982, p. 26-27):

> O importante no homem é que com este seu pensar e refletir ele começa a descobrir valores, atingindo até os valores supremos e os contempla. Mas, porque o dinamismo do ho-

mem é essencialmente consciente, não para na primeira etapa de descobrir e contemplar os valores por ele atingidos, mas volta-se sobre si mesmo, e, como está incorporado no mundo concreto, dobra-se para o mundo que o cerca. Em seguida pauta suas ações de acordo com os valores que descobriu pelo processo reflexivo. Daí a importância de uma reflexão exata sobre os valores por ele atingidos. "Diz-me o que pensas e dir-te-ei quem és". O homem não só encara os valores, mas olha o mundo e pauta, em seguida, suas ações de acordo como concebeu esses valores. Eis o problema ético. Quando um homem coloca, como valor supremo, o útil, como agirá na prática? Não se preocupará se está ou não de acordo com sua consciência, mas, sim, se aquilo lhe é útil. Então o útil será o ponto nevrálgico que conduz seus atos. Daí as várias correntes éticas.

Neste conceber ético é que também se alicerça a Pedagogia Hospitalar, em coexistência, não do que é útil para si, mas para a sociedade. Considerando a Pedagogia Hospitalar no seu todo, infere-se que existe um amplo campo de estudos sistemáticos de caráter científico-pedagógico que abarca a totalidade dessa experiência e vai precisando o perfil de seus múltiplos aspectos, sempre dentro da mais ampla abertura e flexibilidade de soluções práticas em âmbito hospitalar.

A responsabilidade assumida pelo pedagogo, nas suas relações com as crianças/adolescentes enfermos ou hospitalizados, exige, também, experiência no plano da psicologia do desenvolvimento e da educação. No quadro de suas atividades, as crianças e adolescentes hospitalizados têm, assim, ocasião de exteriorizar situações conflituosas, por meio de múltiplas atividades pedagógicas. Atividades estas representadas de maneira lúdica, recreativa, como o envolvimento em atividades com música e canções, dramatizações, desenhos e outras tantas possibilidades expressivas e evidenciadas em sua ação do momento em que se encontra e com um planejamento articulado e flexível, para que possa atender estes aspectos tão necessários no cotidiano da escolarização para crianças/adolescentes em contexto hospitalar.

A atenção pedagógica dedicada à criança e ao adolescente hospitalizado não basta por si só; é necessário também assegurar ensino escolar continuado, principalmente em casos de afecção crônica. A criança/adolescente se retrai, com grande facilidade, se não receber nenhum estímulo.

Todos têm direito à escolaridade; mas, para isso, é necessário criar as necessárias condições nos grandes hospitais pediátricos ou outros hospitais que tenham crianças/adolescentes em idade de escolarização hospitalizados. Portanto, é importante buscar, para essas atividades, educadores especializados e competentes no plano pedagógico.

A inserção da pedagogia no espaço hospitalar não pode ser dissociada de um projeto pedagógico adequado. A relação homem-realidade, homem-mundo, sempre implica em transformação. Conforme se estabelecem estas relações, o homem pode ter ou não condições objetivas para o pleno exercício da maneira humana de existir.

O fundamental, contudo, é que a realidade é sempre criação dos homens e não pode, por ser histórica, tais quais os homens que a criaram, transformar-se por si só. E os homens que criam esta realidade são os mesmos que também podem transformá-la.

No caso do pedagogo, é necessário acrescentar ao compromisso concreto e genérico que lhe é próprio como homem o seu compromisso profissional. Nas palavras com que Freire (1979, p. 21) explicita o seu compromisso com a sociedade enquanto educador pode-se buscar inspirações para expressar esse compromisso:

> Quanto mais me capacito como profissional, quanto mais sistematizo minhas experiências, quanto mais me utilizo do patrimônio cultural, que é patrimônio de todos e aos quais todos devem servir, mais aumento minhas responsabilidades com os homens. Não posso, por isso mesmo, burocratizar meu serviço de profissional e servidor, numa inversão de valores, mais aos meios do que aos fins dos homens.

Na medida em que o compromisso não pode ser um ato passivo, mas "práxis = ação" após reflexão sobre a realidade, o profissional deve ir ampliando seus conhecimentos em torno do homem, em relação a sua forma de ser e estar sendo no mundo, substituindo por uma visão crítica a visão ingênua da realidade, deformada pelos especialismos estreitos e vazios de sentido.

O dever do pedagogo é, por conseguinte, substituir compromissos induzidos pela ideologia dominante por uma visão crítica, que capte a realidade como uma totalidade em permanente movimento e faça da práxis sua filosofia de vida e projeto de trabalho. Se o compromisso só é válido quando está imbuído de humanismo, este, por sua vez, só é consequente quando está fundamentado cientificamente.

4.1. O porquê da denominação "Pedagogia Hospitalar"

Verificada a necessidade da existência de uma *práxis* e uma técnica pedagógica nos hospitais, confirma-se a existência de um saber voltado à criança/adolescente num contexto hospitalar envolvido no processo ensino-aprendizagem, instaurando-se aí um corpo de conhecimentos de apoio que justifica a Pedagogia Hospitalar.

Num enfoque de trabalho social insere-se a Pedagogia Hospitalar num pluralismo de ações educativas, em cujo âmbito hospitalar muito se tem a investigar e contribuir. Com isso, estabelece-se a real necessidade da contribuição pedagógica em integração com as áreas afins envolvidas.

A construção do saber implica, necessariamente, na comunicação entre professores e alunos. A exploração, o diagnóstico e o tratamento da criança (ou adolescente) hospitalizada exigem, de forma efetiva, a comunicação entre a equipe de saúde e a criança/adolescente hospitalizados. Ambos os tipos de comunicação não se sobrepõem, pois têm perfis e características muito diferentes de acordo com suas finalidades e funções a que se dirigem, por meio de cada uma das seletivas atividades que se integram em suas respectivas profissões.

Existem elementos comuns que estão presentes nas diferentes propostas na ação da aprendizagem e na cura/recuperação. Apesar de que ambos os tipos de comunicação se apresentam de formas diversas, em função dos momentos e exigências que uns e outros estão desempenhando, eles têm especificidades entre si bem distintas.

Em se tratando de circunstância singular, a intervenção pedagógico-hospitalar apela à inovação comunicativa. Neste sentido, converge a análise de Gutiérrez (1971), que propõe uma pedagogia dos meios de comunicação, que explica que sua proposta é alertar aos profissionais da educação para uma questão decorrente da acelerada expansão das novas tecnologias de comunicação:

> Os métodos convencionais de ensino não mais atendem às necessidades atuais. Os meios de comunicação estão colocando em xeque o processo de escolarização. Por outro lado, os meios de comunicação, tal como são utilizados pela sociedade de consumo, tendem a formar indivíduos numa forma ainda mais vertical, alienadora e massificante do que a escola tradicional. É urgente a necessidade de revisar a educação à luz das novas exigências que se oferecem pelos meios de comunicação social, tanto por seu conteúdo quanto por suas formas (GUTIÉRREZ [s.d.], contracapa).

Construir o saber supõe comunicação entre professor e aluno. Os tipos de comunicação que se utilizam para esta construção na maioria das vezes são a comunicação verbal, não verbal e escrita. A primeira delas é mais frequente no sistema de ensino. A comunicação verbal, entre professores e alunos, está privilegiada, seja pelo valor da presença física entre eles ou pelo discurso.

Historiar e explorar a potencialidade de uma criança (ou adolescente) hospitalizada nada mais é do que se comunicar com ela. Sem essa comunicação qualquer intento terapêutico não será seguro. Também, aqui, a comunicação verbal é mais frequente. O médico, por sua vez, comunica-se com a criança (ou adolescente) hospitalizada por meio dos dados que obtém e das funções exploradas de seu corpo, por meio da comunicação sintomática.

Na realidade, tanto a função persuasiva como a anti-persuasiva da linguagem servem de início e fortalecimento das convicções que se enraízam na intimidade do médico e do enfermo/hospitalizado, do professor e do aluno. E, com isso, vale destacar no próximo capítulo a questão da interdisciplinaridade com reflexões oportunas para a presente publicação sobre Pedagogia Hospitalar.

5

A multi/inter/transdisciplinaridade e a Pedagogia Hospitalar

Nítida tem sido a tendência metodológica, em sua trajetória, refletida pelas ações da Pedagogia Hospitalar.

Sob a influência de nova mentalidade, novos enfoques, com a abrangência ao homem como ser total vem a Pedagogia Hospitalar despontando com enorme força de contribuição para o afastamento do enfoque conservador exclusivamente biológico, quando ignoradas as múltiplas contradições presentes no processo saúde-doença.

O aspecto biológico da doença/hospitalização, portanto, não ocorre de forma isolada. Faz ele parte de um intrincado complexo de sistemas, dentre os quais os de natureza psicológica e social se associam num íntimo e intenso entrelaçamento.

Essa complexidade remete ao entendimento de "um processo multidisciplinar que busca construir a interdisciplinaridade" (KNECHTEL, 1997. *Apud* MEDINA, 1996, p. 9).

A experiência comprova que a qualidade dos trabalhos então realizados crescerá à medida que seus elementos se desfizerem de suas individualidades, em aproximação complementar e estrito sentido de cooperação e inter-dependência, em ritmo de contribuições diversificadas, contudo integradas e com unicidade de objetivos.

Só assim haverá condições favoráveis para o alcance de um nível de recuperação da saúde da criança (ou adolescente) hospitalizada de forma totalizante e participativa, em que haja predominância do bom-senso, da criatividade e da criticidade, em clima interativo e de renovação permanente, entre os sujeitos do processo, isto é, crianças, adolescentes, familiares e equipes atuantes.

Também a flexibilidade e a espontaneidade nas discussões são elementos indispensáveis no desempenho das equipes, sem as quais se torna impraticável a criação de uma linguagem comum. O assistente social e o pedagogo e profissionais afins, como participantes indispensáveis nessas equipes, possuem condições de oferecer concretas contribuições no que concerne à compreensão realista dos problemas sociais do hospitalizado e da sua família, frente às situações delicadas que envolvem o trinômio saúde-doença-hospitalização.

Ivani Fazenda, apropriadamente, alude ao assunto, referindo-se a uma necessária "atitude interdisciplinar" dos profissionais, cuja ação, nessa postura, se realiza dialeticamente em movimentos circulares, das situações velhas para as novas, destas para as velhas, entendendo que a situação velha pode ser transformada em nova e que, nesta, sempre existe algo de velho.

Esse movimento dialético é peculiar às abordagens interdisciplinares, pois "está no fato de havermos, todo o tempo, realizado o exercício de dialogar com nossas próprias e outras produções, com o propósito de extrair, desse diálogo, novos indicadores, novos pressupostos que nela ainda não se haviam dado a revelar" (FAZENDA, 1995, p. 56).

Seguindo o pensamento da autora, complementa Jorge Ponciano Ribeiro que: "é como se estivéssemos estendendo, alargando as nossas fronteiras, expandindo o nosso tempo e o nosso espaço" (1991, p. 137).

Isso acontece quando há esforços não só de integração, mas de criação e recriação, com intenção definida, com humildade e respeito mútuo. É quando a ideia ilumina a prática e esta se volta à ideia, numa convergência ao todo, em esforço conjunto da valorização da unidade.

Já a transdisciplinaridade, fruto de uma adiantada instância da interdisciplinaridade, é algo além do espaço e temporalidade – é a presença da essência na interdisciplinaridade. É o amor presente, é a troca, é o grande sentido de humanização nas ações, é a busca interminável do possível, com muita fé no potencial humano e, além do palpável e tangível, é o inatingível até que se revela presente.

É a transcendência do saber, de um saber não fragmentado, liberado de suas limitações, em busca do homem em sua totalidade, em favor e expansão a todos os homens.

Tudo o que foi exposto, finalmente, é bastante claro e não deixa dúvidas, é conclusivo quanto à responsabilidade pelo processo de recuperação da criança (ou adolescente) hospitalizada. Porém, cabe destacar que para todos nós, independente do local que estejamos nas diversas etapas de nossa vida, estas abordagens se fazem presentes, claro que de outras formas, mas com certeza elas perpassam a todo momento a cada um de nós, independente desta ou daquela situação. É, como se diz, o efeito das múltiplas envolvências inter/multi/transdisciplinares, mas muitas das vezes não nos apercebemos de sua real importância. Viver e conviver juntos de forma harmoniosa ainda é um desafio deste século.

Pois, pensar em novas propostas, alargar nossos horizontes, integrar saberes, pensar numa nova sociedade é pensar necessariamente em um novo reaculturamento social e educacional. Onde transitará novos valores, apontando para novas possibilidades a cada cidadão. Fará com isso eco às esperanças de uma sociedade mais justa e integrada em todos os seus nichos sociais.

Cabe destacar neste momento a riqueza das ideias de Cardoso (1995, p. 33):

> Por vivermos em uma época de transição paradigmática, estamos mergulhados num mundo de incertezas e de espantos. Neste momento, conhecemos muito mais os sofrimentos que nos angustiam do que propriamente o remédio para nossos males. Por isso, falar de um novo paradigma não é profetizar certezas, mas alimentar uma nova perspectiva histórica que alente em nós a esperança de que é possível sempre surgir uma flor de lótus num pântano. Com algumas informações podemos detectar as várias faces desta crise que está destruindo o ambiente natural, social e psíquico.

Estas novas concepções transitam e falam de novas possibilidades. Com isso, vale refletir a integração das ações e, como já comentado anteriormente, nem seria justo que recaísse toda responsabilidade da criança (ou adolescente) hospitalizada, somente nos ombros do médico, mas compartilhada entre os elementos das equipes (médicos, enfermeiros, psicólogos, assistentes sociais, pedagogos e demais profissionais necessários neste contexto), de forma interdependente, com unicidade de objetivos e atribuições específicas. De forma harmoniosa e com um único propósito: a melhor recuperação do doente/hospitalizado sob suas responsabilidades.

Em termos didáticos, é interessante e oportuno o conhecimento dos passos do processo multi/inter/disciplinar comentados na conclusão da obra *Trabalho social em equipe*, de autoria de Philippe Monello e Victor Jacobson.

O passo inicial acontece em nível de aperfeiçoamento e afirmação da identidade profissional, por meio da qual o objetivo se verifica no sentir e aceitar as especificidades profissionais, segurança na ação e conhecimento de suas próprias dimensões e limites.

O passo a seguir se refere à articulação interprofissional. O aperfeiçoamento diz respeito à abordagem do problema, de delimitação, interpenetração de funções e utilização do trabalho de cada profissional pelo outro. É a fase de alargamento dos contatos.

A comunicação com realidades diferentes, em nível de intercâmbios, complementa os passos anteriores. Segundo os autores, as contribuições recíprocas são muito ricas, na verificação da existência de preocupações semelhantes ou idênticas. É troca de experiências, é convivência construtiva na comunidade científica.

Em síntese, é de se observar que as orientações metodológicas em referência, visando um eficiente trabalho interdisciplinar, coadunam com as categorias epistemológicas propostas por Gaston Bachelard: ruptura com o senso comum, prudência no que tange a obstáculos e vigilância pertinente ao próprio fazer.

No que concerne a hospitais, os trabalhos em equipe ali realizados, então já em contexto terciário, requerem tal nível de qualidade, a fim de que o seu objeto, em sua dinamicidade, seja devidamente apreendido e trabalhado em sua totalidade.

E a realidade hospitalar pediátrica e infantojuvenil, por sua vez, face à fragilidade da criança (ou adolescente) em estado de doença/hospitalização e a todas as suas implicações, traz consigo um volume de complexidade indiscutivelmente mais amplo e intenso, considerando a tríade dimensional de suas vertentes biopsicossociais, em permanente interação. Apresentam-se, a seguir, enfoques complementares destas equipes de trabalho.

5.1. Enfoques complementares das equipes multi/inter/transdisciplinares

Aqui se pretende abordar a maneira pela qual os objetivos e os princípios característicos da ação multi/inter/transdisciplinar se fundamentam e como as ações específicas desencadeiam as relações das intervenções para a *melhor atenção* à pessoa, quaisquer que sejam as circunstâncias de sua enfermidade, ao longo de seu processo em contexto hospitalar.

> Educar significa utilizar práticas pedagógicas que desenvolvam simultaneamente a razão, a sensação, o sentimento, a intuição, que estimulam a integração intercultural e a visão

planetária das coisas, em nome da paz e da unidade do mundo. Assim, a educação, além de transmitir e construir o saber sistematizado, assume um sentido terapêutico ao despertar no educando uma nova consciência que transcenda do eu individual para o eu transpessoal (CARDOSO, 1995, p. 48).

Talvez não seja tarefa difícil distinguir, em termos de finalidade e objetivos, de um lado, e das maneiras de intervenção, de outro, sob os principais enfoques encontrados na literatura para a ação da pedagogia em ambientes de hospitais. Segundo Gonzáles-Simancas e Polaino-Lorente (1990, p. 79-89), os dois enfoques formativo e instrutivo pertencem ao âmbito da educação, e, portanto, da pedagogia como ciência da educação. O terceiro é da esfera psicossocial em sua relação com a educação. Com referência a estes enfoques, tornam-se relevantes as contribuições desses autores:

• Enfoque que conceitua, como predominantemente formativo, o de ajuda ao aperfeiçoamento integral da pessoa, em situação anômala.

• Enfoque de caráter instrutivo ou didático, centrado nas tarefas de ensino e aprendizagem necessárias para recuperar, manter e facilitar a renovação do processo de formação intelectual e cultural especialmente das crianças e adolescentes hospitalizados.

• Enfoque mais difícil de expressar, com precisão e clareza terminológica (que resulta da investigação científica da linha predominantemente positivo-experimental), a qual se propõe, como objetivo, a *intervenção biológica, psicossocial e pedagógica*, que, por sua natureza, dão espaço a uma ação mais sistemática, mais técnica, como preparar a hospitalização e procurar um ajuste mais eficaz para adaptação e condições específicas dessa situação. De certo modo, esses cuidados contribuem significativamente para minimizar os possíveis conflitos psicológicos e sociais advindos no caso da hospitalização. Tal intervenção, além de preventiva e terapêutica, facilita positivamente os enfoques psicológicos, sociológicos e pedagógicos.

a) Enfoque formativo

O princípio operativo próprio do enfoque formativo aglutina os princípios gerais da educação: o princípio da *autonomia*, cujo fundamento é a liberdade de seu uso adequado. A liberdade é, com efeito, o centro da educação da pessoa. Autonomia, autogoverno e exercício da liberdade que levem à tomada de decisões, elaboração, execução e manutenção do projeto de vida pessoal.

Mediante a comunicação interpessoal, o pedagogo, como os demais elementos das equipes, com realce ao assistente social, também interage com o enfermo/hospitalizado, criando uma atitude de reforço para que este não se deixe abalar diante de sua enfermidade ou o que o levou ao internamento em contexto hospitalar, bem como reforçando a sua capacidade de autonomia, no processo de aprendizagem.

Tal natureza de ajuda encaminha-se especialmente à autoajuda, que deve ser a meta de toda ação educativa. Essa ajuda se faz essencial para que o sujeito ajudado, revigorado em sua autonomia, prossiga tomando decisões fecundas, tanto em relação à pessoa quanto à manutenção de uma atitude de esforço, de luta e de otimismo para a vida presente e para um possível futuro mais confortável e atraente.

As ações pedagógicas que se incluem neste enfoque educativo não são produto tão-somente do senso comum, que nunca deve faltar, nem tampouco da intuição, outra capacidade pedagógica de primeira ordem, nem do que possa ser mero "timocentrismo", versão reducionista do verdadeiro amor que deve inspirar a atuação educativa de ajuda, mas se insere, por direito próprio, no saber teórico e prático que constitui a orientação educativa como disciplina pedagógica. Nesse contexto, cabe a contribuição abaixo:

> Neste enfoque, sobressai a importância decisiva das qualidades pessoais e das atitudes do pedagogo em relação ao contexto hospitalar, como fruto de uma formação teórica solidamente fundamentada e estimulada pelo aperfeiçoamento moral dos estudantes nas práticas. Integridade, que é a base da necessária autoridade moral, que, por sua vez, se baseia no reconhecimento social desse melhor ser, dessa superioridade ou prestígio que opera no enfermo a confiança no pedagogo, como fonte de orientação, conselho e aprendizagem, ou de ajuda eficaz e de apoio nos momentos difíceis (ESTEVES *et al. In*: GONZÁLES-SIMANCAS & POLAINO-LORENTE, 1990, p. 83).

É importante que a equipe, da qual participa o educador, cresça em suas habilidades junto aos escolares hospitalizados, especialmente no desenvolvimento da sensibilidade, da compreensão e da força de vontade, sobretudo em dimensões de resistências ao desânimo, de agir com paciência e audácia em suas atitudes, de modo que não se deixe abater em seus esforços, no alcance de suas metas formativas e de sua tarefa de ajuda, por mais difíceis que possam parecer.

Afirma Gordillo (*In*: GONZÁLES-SIMANCAS, 1987; POLAINO-LORENTE, 1990, p. 83-84) sobre a orientação prática que:

> A intervenção educativa integrada, sem base teórica, apenas sob seu aspecto concreto de orientação, recairia em pura técnica manipulativa. Na orientação importam mais as atitudes que as técnicas; a personalidade e a capacidade de estabelecer relações pessoais, que a ciência adquiriu sobre o tema. A relação pessoal não é somente um elemento importante, mas o núcleo e a base de uma autêntica orientação pessoal (GORDILLO, 1984, p. 156 e 223).

Nenhuma especialidade ou disciplina pedagógica necessita tanto de uma sólida fundamentação teórica que dê razão e sentido profundo à sua atividade, como a orientação educativa. Assim impõem-se, muito especificamente, os saberes próprios da filosofia do homem, da antropologia filosófica, da sociologia, da psicologia e dos que proporcionam uma sólida teoria e filosofia da educação.

b) Enfoque instrutivo

O enfoque instrutivo da ação pedagógica, nos hospitais pediátricos, nasce de uma convicção de que o doente hospitalizado, em idade escolar, não deve interromper seu processo de aprendizagem no seu trajeto escolar. Trata-se de propiciar à criança, ou ao adolescente, a continuidade de sua caminhada escolar, sem os riscos da repetência; ou que interrompam o ritmo de sua aprendizagem dificultando, mais tarde, a recuperação.

A necessidade de continuidade, exigida pelo processo de escolarização, tem consequências práticas em curto prazo, como o de encontrar um sentido para a própria vida.

Os procedimentos para organizar o ensino no contexto hospitalar são muito diversificados: desde o estabelecimento de sistemas escolares na instituição hospitalar até a constituição de hospitais-escola, nos quais cabe perfeitamente a atividade docente programada previamente, para cuja realização os órgãos públicos (Educação e Saúde) devem destinar os recursos necessários, tanto humanos como materiais.

Quanto à realização das atividades peculiares ao enfoque instrutivo, pode-se dizer que elas se ajustam aos requisitos de todo ensino bem planejado. Os *princípios educativos* de maior relevância são os da *individualização* e da *socialização*.

O enfoque formativo e o instrutivo fundem-se, assim, no que mais adequadamente poderia se chamar *enfoque educativo*.

Neste diálogo de possibilidades e ideias, vale destacar o pensamento de Morin (2003, p. 98):

> A missão da educação para a era planetária é fortalecer as condições de possibilidades da emergência de uma sociedade-mundo composta por cidadãos protagonistas, conscientes e criticamente comprometidos com a construção de uma civilização planetária. A res-

posta à pergunta circular de Karl Marx, em suas teses sobre Feuerbach: "Quem educará os educadores?", consiste em pensar que, em diferentes lugares do planeta, sempre existirá uma minoria de educadores, animados pela fé na necessidade de reformar o pensamento e em regenerar o ensino. São educadores que possuem um forte senso de sua missão.

Com isso, espera-se a reflexão dos leitores sobre os delineamentos acima expostos, na perspicácia e necessidade de planejarmos nossas intenções e ações pedagógicas também em contexto hospitalar. Temos que aprofundar ainda mais o ato de mediar o propósito pedagógico educativo para crianças/adolescentes hospitalizados de forma dinâmica, criativa, flexível, sem esquecermos as bases teóricas que sustentam esta construção e troca.

5.2. Perspectivas biológicas, psicológicas, sociais e pedagógicas

Toda hospitalização está relacionada por meio de uma enfermidade ou outra situação que se instalou e levou a internação em contexto hospitalar, o que significa, no organismo do ser humano, uma certa ruptura, cujo efeito resulta em impedimentos geradores de mecanismos de adaptação. Diante disto, o organismo responde, satisfazendo demandas fundamentais como:

• Compensação dos subsistemas, alterando as funções do organismo.

• Esforço por adaptar todo o organismo às circunstâncias que se impõem no ambiente em que se encontra.

A assistência psicopedagógica, no hospital, apresenta a vantagem de ajudar as crianças/adolescentes a desenvolverem atitudes e a manterem a convalescença de modo mais adequado possível, a fim de que eles possam conseguir uma autoacomodação, fruto de sua própria vivência neste momento.

Em relação ao escolar doente/hospitalizado, o auxílio pedagógico, propriamente dito, centra-se na sua questão mais específica, levando em consideração as necessidades a que está o sujeito, neste momento tão especial do seu desenvolvimento.

Sendo assim, a assistência pedagógica, na hospitalização, sugere uma ação educativa que se adapta às manifestações de cada criança/adolescente, em diferentes circunstâncias, nos enfoques didáticos, metodológicos, lúdicos e pessoais. Neste sentido, ela apresenta, em todos os momentos, um alto grau de flexibilidade e adaptabilidade às estruturas.

Sabe-se, também, da importância da comunicação e do diálogo entre os elementos das equipes no ambiente hospitalar. Reitera-se, aqui, a imperiosa necessidade de observação e ação integrada de todos os aspectos conflitantes que particularizam cada caso, como também da necessidade do encontro dos profissionais em linguagem comum, para as respectivas discussões, considerando o indivíduo em sua totalidade.

Por outro lado, os elementos da equipe, pela formação especial nas relações humanas e fazendo uso de seus conhecimentos e habilidades, têm condições de estabelecer contatos de sentido catalisador no ambiente em que interagem os trabalhos em equipe.

Existem, nos dias atuais, pertinentes discussões multi/inter/transdisciplinares em diferentes áreas que confluem e exercem influências mútuas de modo tão profundo, que seus limites tornam-se grandes desafios a serem internalizados, de princípios e fins.

Face às possibilidades de se restabelecer o equilíbrio alterado no decorrer do internamento, mesmo em situação de declínio do organismo, a imaginação, em termos motivacionais, passa a se tornar a mola propulsora de modificações de comportamento interior com reflexo no exterior.

Esses requisitos mínimos de atenção e cuidado devem residir numa assistência sanitária competente. No entanto, como acontece hoje, muito frequentemente, a falta de atendimento adequado e a relação das pessoas responsáveis por essa atuação se diluem no anonimato entre o corpo clínico e cada enfermo hospitalizado.

Sendo assim, os distintos horários e turnos do pessoal envolvido, seguidos pelas enfermidades ou condições correlatas apresentadas e as situações e suplências entre os componentes da equipe, prejudicam as relações entre estes e os enfermos em contexto hospitalar. Em suma, aspectos ambientais e relacionais podem conduzir a resposta à ansiedade da criança/adolescente neste cenário de hospitalização.

O resgate da afetividade, do envolvimento e da necessidade evidenciada na atuação das equipes faz-se de extrema importância e relevância, porém exige a interação para estabelecer um vínculo entre os enfermos hospitalizados e os cuidados básicos essenciais do tratamento, as possibilidades de ação e participação na condução do trabalho no seu todo. Estas questões são fundamentais para a real efetivação de resultados positivos na proposição deste novo processo.

Como demonstram as experiências realizadas e as citações bibliográficas apresentadas como apoio a estas ideias, a ação em referência junto aos enfermos internados é necessária e relevante.

Destaca-se abaixo mais uma constatação pertinente neste contexto, segundo Bennett (1999, p. 57):

> A primeira infância deve ser concebida não apenas como um período em que as crianças necessitam individualmente de certas condições no âmbito da saúde, da educação e do bem-estar, mas como um período protegido que deve receber o melhor que a sociedade é capaz de oferecer. Este é um período especial, em que as crianças devem experimentar felicidade e bem-estar; em que elas podem desenvolver-se autonomamente, mas em relação às necessidades e aos direitos das outras crianças e dos adultos; em que lhes é permitido ter suas experiências educacionais, culturais e sociais no seu próprio passo na sociedade em que vivem.

A concepção num enfoque multi/inter/transdisciplinar envolve, por conseguinte, uma série de atividades específicas e integradas a serem desenvolvidas junto à criança (ou adolescente) hospitalizada, com realce, neste momento, à assistência psicopedagógica em contexto hospitalar.

Tal processo não pode prescindir de unicidade e de coerência no atendimento da criança (ou adolescente) hospitalizada, mantendo, assim, a inclusão de assistência educativa em contexto hospitalar. Com isso, se destaca o valor formativo humano e profissional que deve também prescindir nos cursos de Pedagogia.

A enfermidade acaba, quase sempre, por atingir os aspectos – cognitivo, psicológico e social – da criança (ou adolescente) hospitalizada, e isso se reporta a um momento de atendimento especial em sua vida. O aspecto psicológico, particularmente, contribui para aumentar a angústia dos enfermos, evidenciada pelos novos comportamentos que denunciam a insegurança, os temores e as fobias, comportamentos esses próprios da condição de doença ou hospitalização.

É nesta nova circunstância que os mecanismos psicopedagógicos respondem de modo positivo e se adaptam aos estímulos ambientais em que se encontra naquele momento, pois o enfermo/hospitalizado antecipa, com muita facilidade, o teor negativo da sua futura conduta, gerando reações depressivas e neuróticas no decorrer da doença ou hospitalização.

A reação, ante a enfermidade/hospitalização, depende de tantas variáveis que o comportamento da criança/adolescente será quase sempre impossível de se prever. A personalidade do enfermo, do médico e das pessoas que o assistem, o tipo do hospital, o nível socioeconômico e as expectativas de sua própria cura, entre outras situações, condicionam o modo de reação desse ser humano ante sua enfermidade/hospitalização.

A Pedagogia Hospitalar busca modificar situações e atitudes junto ao enfermo, as quais não podem ser confundidas com o atendimento à sua enfermidade. Além disso, deve haver um cuidado especial no desenvolvimento das atividades, a fim de que não venha interferir no processo terapêutico da equipe de saúde. Este tem como objetivo, o efetivo envolvimento do doente, na busca de uma modificação no ambiente em que está envolvido. Em todo caso, esta relação concreta que se estabelece é de grande utilidade para a equipe e passa a se constituir em fator positivo para o bom êxito do trabalho em ação.

Quanto à Pedagogia Hospitalar, as modalidades da sua ação e intervenção devem ser muito bem programadas e adaptadas frente às capacidades e disponibilidades do enfermo/hospitalizado. Não é tarefa das mais fáceis tal adequação, pois se na atual realidade do país ainda há grande retraimento na educação formal, que pensar, então, de uma educação isolada dos ambientes escolares, incluídos em realidades diferenciadas?

Para o sucesso deste intento recomenda-se rever aspectos de possibilidades num espaço planejado, o qual se constituirá no paradigma mais amplo da educação que busca a natureza do aprendizado, em contraposição de métodos que levem apenas à instrução.

Apoiando-se em alguns princípios que retrata tão bem Morin (2003, p. 111):

> Princípio vital: assim como tudo o que vive se autorregenera numa tensão irredutível para seu futuro, também todo o humano regenera a esperança regenerando sua vida. Não é a esperança o que faz viver, é o viver que cria a esperança que permite viver.
>
> Princípio do inconcebível: todas as grandes transformações ou criações foram impensáveis antes de ocorrer.

Princípio do improvável: todos os acontecimentos felizes da história foram, *a priori*, improváveis.

A educação deve estar presente sempre, ser transpessoal, em que se proponha ajudar à transcendência e não fornecer apenas habilidades. A educação da pessoa como um todo, dentro de suas diversas condições, não deve paralisar a capacidade criadora e continuada. Daí a importância da atenção de uma proposta emancipadora, ética e estética, criativa, digna em potencialidades e condições que atendam de fato em hospitais estas crianças e adolescentes que estão num momento diferenciado de suas vidas, todavia, não impossibilitados, pelo seu estado, de continuar sua jornada de desenvolvimento intelectual e criativo.

Elaborar um novo processo formativo, com uma continuidade harmônica em uma situação diferenciada, é privilegiar o ser humano. Destaca-se aqui a matéria intitulada "Hospital não impede criança de estudar":

> "É uma verdadeira escola dentro do hospital", define a professora que ajuda a atender as crianças em idade escolar envolvidas no Projeto Mirim de Hospitalização Escolarizada do Hospital Pequeno Príncipe. Muitas crianças ficam pouco tempo, mas algumas ali permanecem um mês, dois e até mais e são procedentes inclusive de outros estados como Mato Grosso do Sul e Santa Catarina. As professoras tomam acesso aos conteúdos das referidas escolas e após conhecer, do médico, a situação do doente, realizam o planejamento específico para cada criança. As avaliações são realizadas de formas distintas: as crianças de permanência ininterrupta fazem algumas avaliações no hospital, enquanto que as de-

mais são avaliadas na própria escola. Cumpre registrar que o índice de aprovação e de alcance do objetivo tem atingido níveis bastante satisfatórios, o que é patenteado pelos retornos transmitidos pelas escolas (*Gazeta do Povo*, 01/11/90).

A Pedagogia Hospitalar vem contribuir para a inovação da assistência clínica infantojuvenil, nos seus múltiplos procedimentos, trazendo muitos benefícios à criança e ao adolescente hospitalizados. Não deixa de ser um novo campo em que a Pedagogia adentra, juntamente com outros profissionais afins, em complementação aos trabalhos multi/inter/transdisciplinares, assim possibilitando uma nova atividade profissional. Referindo-se a este aspecto, destaca-se a ideia que vem acontecendo em Navarra, Espanha:

> Independentemente da Pedagogia Acadêmica Universitária, é urgente que se coloque, nestas questões, um espaço desde que haja algum tempo, tanto em seu país como em outros países, enquanto que nesses últimos e no referido se está levando a cabo uma série de ações de ajuda ao enfermo hospitalizado em âmbito pedagógico, em especial às crianças que respondem a certas necessidades da pessoa humana quando se encontram precisamente nesta circunstância diferente que é a enfermidade e mais concretamente na situação que representa a hospitalização (GONZÁLES-SIMANCAS, 1990, p. 47).

A maioria dessas necessidades é de caráter social quanto à ausência à escola, com agregados sociológicos e psicopedagógicos concernentes aos objetivos pretendidos. Neste caso, a preparação e intervenção na acolhida e adaptação da criança (ou adolescente) hospitalizada podem levar à evolução de seu potencial de aprendizagem e à modificação de seu comportamento, por meio de atividades específicas neste contexto hospitalar.

A propósito, referindo-se à questão da aprendizagem, Bossa (1994) relata sobre um médico educador de nome Itard, que viveu em fins do século XVIII, que descrevia suas preocupações em relação à aprendizagem:

> [...] o ensino pode e deve ser planejado e esclarecido pela medicina moderna que é, de todas as ciências naturais, a que pode cooperar mais intensamente no aperfeiçoamento da espécie humana, apreciando as anomalias orgânicas e intelectuais de cada indivíduo e determinando, por conseguinte, o que a educação será capaz de fazer por ele e o que dele pode esperar a sociedade (ITARD. *In*: BOSSA, 1994, p. 9).

Percebe-se, nesta contribuição, a importância da interação profissional entre os elementos das equipes. É por meio destes enfoques médico, psicológico, social e pedagógico, que estas intervenções se tornam aptas para o atendimento integral à criança ou ao adolescente, com realce à sua saúde física e mental, com vistas a que o enfermo venha a receber apoio e se envolver como um agente ativo. Neste processo de adaptação ao hospital reside uma proposta de contínua evolução de seu potencial de saúde física e mental como um todo. Ou seja, pelo desenvolvimento de atividades específicas realizadas no ambiente hospitalar possibilita-se, à criança (ou adolescente) hospitalizada, crescimento em muitos aspectos de evolução para sua aprendizagem, envolvendo o seu ser, seu sentir, com ressonância em seu estado geral de ânimo, frente ao quadro da enfermidade/hospitalização.

Sendo assim, entende-se que as instituições hospitalares constituem-se num novo espaço para projetar-se a ação de novos e diferenciados enfoques sociais, reforçando a ideia da Pedagogia Hospitalar. Daí concorda-se e ressalta-se que essa proposta pedagógica se instale como principal objeto de atenção aos problemas humanos-sociais-educacionais, ao qual se integra à instância educativa em esfera hospitalar.

Destarte, descortina-se a vertente multi/inter/transdisciplinar, a qual abarca o favorecimento à criança (ou adolescente) hospitalizada, da segurança de possibilitar a continuidade de escolarização, por meio de um contexto pedagógico que se desenvolve dentro da realidade hospitalar.

a) A transformação social na busca da humanização

> *Assim a educação – além de transmitir e construir o saber sistematizado – assume um sentido terapêutico ao despertar no educando uma nova consciência que transcenda do eu individual para o eu transpessoal*
> (CARDOSO, 1995, p. 53).

Torna-se oportuno acrescentar, neste momento, algumas considerações teórico-metodológicas basilares do trabalho conjunto sob a ótica social, na área médico-hospitalar, especificamente infantojuvenil.

Partindo da premissa de que, no processo saúde-doença, não se está diante de uma enfermidade, mas diante de uma pessoa doente, tem-se como definido o sentido norteador dessa importante tarefa.

Definidos também se fazem os seus objetivos ao se referirem estes ao alcance da real compreensão das possibilidades, limitações e descobertas de potenciais.

Conforme Enrique Di Carlo, essa ânsia de mudar, de modificação de si mesmo, parte do próprio homem. Com o surgimento de novas concepções sociais, as alterações da sociedade se fazem mais presentes a partir do século XIX.

Agnes Heller, cuja postura marxista é destituída de dogmatismos e radicalismos, defende o resgate da subjetividade do ser, colocando-o no centro do processo histórico, na busca da sua humanização.

De acordo ainda com o pensamento da mesma autora, as preocupações devem ser centradas no homem enquanto ser social, mais precisamente na vida cotidiana desse ser. E o cotidiano é o espaço contraditório e complexo, um lugar de exploração, de alienação e, paradoxalmente, também de libertação. É uma esfera muito particular da história, é o espaço em que são tecidas as relações sociais, o espaço em que se desenrola a existência humana.

E a educação desempenha um papel decisivo nesse contexto, na transformação de uma sociedade em desenvolvimento, considerando a natureza histórica dessa realidade.

Aqui se percebe a força impulsionadora da educação, uma vez que somente a partir do despertar das consciências, do encontro e da valorização de si próprio e do outro, da liberação de potenciais é que os sujeitos encontrarão as condições de vivenciar e superar os momentos de tensão, de forma livre, crítica e transformadora.

É o que deve acontecer com o escolar doente/hospitalizado, sua família e demais envolvidos nesta ciranda de contextos. Nestas formas libertadoras, conscientes de suas forças internas e contando com maiores e melhores possibilidades externas, até então desconhecidas e fora do seu alcance, partem eles para a busca de uma transformação antes jamais pretendida.

Assim sendo, o poder transformador das consciências, das comunidades só poderá se tornar legítimo se inspirado em propostas sócio-político-educativas, consideradas não somente como organizações de cunho econômico, mas também como forma profundamente democrática e dialogal de viver e conviver, o que é somente possível por meio de ações educativas livres e conscientes.

É o alcance da transitividade crítica, a qual, segundo Freire (1989, p. 61), se concretiza por meio da "educação dialogal e ativa, voltada para a responsabilidade social e política".

Essa transformação é caracterizada, prossegue Freire (1989, p. 61), "pela profundidade na interpretação dos problemas, pela substituição de explicações mágicas por princípios causais".

E o caráter transformador dessa comunicação, com base na relação dialógica com os sujeitos implicados, consiste no exame racional participativo dos condicionamentos internos e externos, da justa percepção das necessidades, do uso correto dos recursos e ainda da forma com que os sujeitos enxergam a realidade e a sua própria existência.

Karl Jasper, citado por Paulo Freire (1989, p. 107), considera que o diálogo é uma relação horizontal, crítica e criticizadora, pois:

[...] se nutre ela do amor, da humildade, da esperança, da fé, da confiança. E, por conseguinte, só o diálogo comunica. É quando os dois polos se ligam, com amor, com esperança, com fé um no outro, se fazem críticos na busca de algo. Instala-se, então, uma relação de simpatia entre ambos – só aí há comunicação.

Tais considerações demonstram que, cada vez mais, se define a característica educativa do trabalho social.

Pela própria disponibilidade vocacional dos elementos da equipe, de lidar com o outro, como também pelas suas capacidades de compreender e de incentivar o pleno uso de potenciais, de dialogar, são crescentes as possibilidades da aprendizagem do viver e do conviver, em processo recíproco e permanente. Como refletir sobre estas perspectivas e possibilidades em todas as esferas sociais e profissionais? Pensemos, seguindo o fio destas ideias.

O incentivo à autopercepção é a forma facilitadora do alcance, não só de seu estado de equilíbrio como também da possibilidade de uso dos recursos disponíveis. Já o ensinar a conviver tem um especial significado no sentido de aceitação do outro, do seu grupo social, em clima de harmônica interação.

É de fato muito importante entender que de nada vale o desenvolvimento das ações acima mencionadas sem que haja uma efetiva cobrança da autoconsciência concernente à condição humana.

É, pois, por meio dessa comunicação, de caráter transformador, que o objeto transparece com mais lucidez, fruto do esforço conjunto e participativo, numa relação dialógica dos sujeitos implicados.

É oportuno o reconhecimento de que a comunicação é característica fundamental do trabalho em ação, pois parte ela do princípio de que o ser humano age como um ser pensante, com capacidade de se orientar por meio de seus próprios critérios, mediante a tomada de consciência de suas possibilidades; que a comunicação representa uma força positiva para a resolução de assuntos humanos, pelas suas formas de ampliações de horizontes, pela sua objetividade, na confrontação dos diferentes enfoques e exames de alternativas, como também pelo fato de que se constitui a mesma numa apreciável forma de viver e conviver. Que o homem, pela sua própria natureza, é um ser que possui tendências socializantes, com capacidade de relacionar-se, em termos de participação e solidariedade conscientes.

São inócuas, portanto, quaisquer medidas paliativas. As transformações, nesse sentido, não podem ser dissociadas da reeducação, para um melhor alcance de resultados.

Quanto à criança e ao adolescente, não há como colocar em dúvida o valor dessas ações educativas. O terreno é potencialmente mais fértil, mais receptivo e mais aberto às transformações. O capítulo a seguir abordará alguns aspectos da prática em contexto hospitalar.

6

A prática pedagógica em contexto hospitalar

A Hospitalização Escolarizada se constitui num espaço temporal diferenciado, em que as condições de aprendizagem fogem à rotina escolar e o aluno é uma criança ou um adolescente hospitalizado.

A condição da aprendizagem, em situação que difere do cotidiano de uma escola formal, requer uma visão mais ampla do profissional, demandando práticas pedagógicas que superem a ortodoxia dos processos atuais. Essa prática deve distanciar-se do cartesianismo que, por sua vez, rompe com a unidade corpo-mente. Sobre isso, Capra (1996, p. 24) ressalta: "Há soluções para os principais problemas de nosso tempo, algumas delas até mesmo simples. Mas requerem uma mudança radical em nossas percepções, no nosso pensamento e nos nossos valores".

A construção da prática pedagógica, para atuação em ambiente hospitalar, não pode esbarrar nas fronteiras do tradicional. As dificuldades, muitas vezes, persistem porque não se conseguem ver nelas a oportunidade de uma atuação diferenciada, pois os valores e as percepções de condutas e ações estão ainda muito enraizados nas formações reducionistas.

Essa prática, portanto, deve transpor as barreiras do tradicional e as dificuldades da visão cartesiana. A ação pedagógica, em ambiente e condições diferenciadas, como é o hospital, representa um universo de possibilidades para o desenvolvimento e ampliação da habilidade do pedagogo/educador. Desenvolver tais habilidades requer uma visão oposta à contemplada pelo redutivismo, ou seja, ela deve, sim, contemplar o todo.

A estruturação de uma pedagogia hospitalar deve trazer uma ação docente que provoque o encontro entre a educação e a saúde. A sua respectiva atuação não pode visar, como ponto principal, o resgate da escolaridade, mas o atendimento da criança/adolescente que demanda atendimento pedagógico.

Para tanto, o educador deve estar de posse de habilidades que o faça capaz de refletir sobre suas ações pedagógicas, bem como de poder ainda oferecer uma atuação sustentada pelas necessidades e peculiaridades de cada criança e adolescente hospitalizado.

O pedagogo hospitalar deve desenvolver habilidades para exercer suas atividades em sistemas integrados, em que as relações multi/inter/transdisciplinares devam ser estreitas. Tal condição requer um fazer e um agir que não devem estar vinculados a processos estanques, deixando o educador livre para desenvolver e criticar a sua ação pedagógica, a fim de fazê-la reflexiva e transformadora da realidade que envolve o escolar atendido em contexto hospitalar.

Para uma pedagogia hospitalar há que se vislumbrar um novo perfil do educador, pois ela demanda necessidades de profissionais que tenham uma abordagem progressista, com uma visão sistêmica da realidade hospitalar e da realidade do escolar hospitalizado. Seu papel principal não será o de resgatar a escolaridade, mas de transformar essas duas realidades, fazendo fluir sistemas que as aproximem e as integrem. Sobre isto, Cardoso (1995, p. 48) destaca:

> Educar significa utilizar práticas pedagógicas que desenvolvam simultaneamente *razão, sensação, sentimento e intuição* e que estimulem a *integração intercultural* e a *visão planetária das coisas*, em nome da paz e da unidade do mundo. Assim, a educação – além de transmitir e construir o saber sistematizado – assume um sentido terapêutico ao despertar no educando uma nova consciência que transcenda do eu individual para o eu transpessoal.

A visão do educador, nesse contexto, deve abranger uma perspectiva integradora, uma concepção de prática pedagógica que visualize o conceito integral de educação, que promova o aperfeiçoamento humano. Sobre isso, Capra (1996, p. 37) comenta: "[a] partir do ponto de vista sistêmico, as únicas soluções viáveis são as soluções sustentáveis. Uma sociedade sustentável é aquela que satisfaz suas necessidades, sem diminuir as perspectivas das gerações futuras".

Para uma pedagogia hospitalar, portanto, o educador "o que cria, que se ocupa da educação, segundo o Dicionário Larousse de Cultura (1992, p. 386), deve ter também uma visão contextual, pois nela se faz realizar o verdadeiro sentido da interdisciplinaridade. Interagir em ambiente hospitalar de maneira multi/inter/transdisciplinar requer uma compreensão mais abrangente, aberta, para poder fluir o entendimento da realidade.

Para retratar o pensamento ou ideia que se quer projetar neste momento faz-se uso das fecundas possibilidades que Cardoso defende (1995, p. 89):

> Pretende-se com isso que se desenvolva "tanto em educandos como educadores" a capacidade de transformação pessoal, aspecto fundamental para a transformação social. Pelo seu próprio caráter experimental, o caminho e os "resultados" da holopráxis dificilmente podem ser traduzidos em palavras. Trata-se de um conhecimento *in-corpo-rado* pela sensibilidade e pela intuição e não simplesmente apreendido pelo intelecto.

Por isso a necessidade da formação de pedagogos que construam propostas criativas, comprometidas e competentes para o atendimento da criança e do adolescente hospitalizados, isto é, uma habilitação específica para este preparo docente e esta prática de ensino que possibilite atender tal nível de exigência.

6.1. Enfoque da ação pedagógica integrada

A reflexão sobre a experiência multi/inter/transdisciplinar e respectivas modalidades de orientação, junto a crianças e adolescentes hospitalizados, conduz à convicção da sua natureza terapêutica, conforme se verifica pela citação a seguir, com referência ao Projeto Mirim de Hospitalização Escolarizada:

> "[...] a gente se sente menos doente!" Esse depoimento de uma das crianças participantes bem demonstra o alcance terapêutico de tal projeto! Na realidade, o envolvimento com essas atividades traz ilimitados benefícios, pelos seus próprios princípios educativos da in-

dividualização e da socialização do escolar doente. Por outro lado, é bastante pertinente a observação relacionada à adequação metodológica em vigência. Pelas condições circunstanciais, a flexibilidade tem-se constituído na tônica de seus procedimentos pedagógicos. A prática cotidiana tem demonstrado a validade do respeito pela condição clínica do doente. É o momento em que devemos esperar, dos profissionais que prestam a sua específica e integrada colaboração, um elevado grau de sensibilidade e perspicácia, a fim de que não haja deturpação do sentido cooperador do projeto. Este pretende facilitar e não impor instrução àquelas crianças que, em virtude de sua doença, se veem impossibilitadas ao acesso normal à escola (*Gazeta do Povo*, 29/01/93, p. 3).

O objetivo precípuo da intervenção médica é o restabelecimento da saúde física. A intervenção psico-sociopedagógica, por sua vez, visa à aquisição de certas aprendizagens direta ou indiretamente relacionadas à manutenção e aos cuidados, também preventivos, com a saúde, em suas vertentes psicológicas e sociais. Esta finalidade terapêutica da intervenção integrada exige, entretanto, a aplicação de procedimentos específicos, em contribuição de natureza complementar, em permanente interação e unicidade de objetivos, em benefício da criança ou adolescente em situação de enfermidade/hospitalização.

a) Pedagogia Hospitalar e sua evolução

No decorrer do presente trabalho fez-se alusão ao Projeto de Hospitalização Escolarizada (1989) como solução conciliatória, ainda em fase embrionária, que veio em socorro a um problema social, de extrema gravidade, então existente nos contextos hospitalares infantojuvenis e que clamava por medidas imediatas.

Tratava-se na ocasião, como já comentamos, da situação contraditória, conflituosa e excludente que envolvia os direitos fundamentais de saúde e de educação da criança (ou adolescente) enferma, em longo período de tratamento hospitalar.

Os decorrentes prejuízos constituíam-se, de forma cumulativa, em renitentes problemas de natureza psico-sociopedagógica com sérios problemas não só na vida presente como também futura das referidas crianças e adolescentes.

O atendimento ao problema detectado, inicialmente em caráter de emergência, veio se constituir na pedra angular de um processo de longo alcance, cuja finalidade se foi descortinando a partir de sua evolução.

Hoje, após esta caminhada de anos da instalação deste projeto, já não se faz referência à sua fase embrionária, mas à firmeza de suas raízes, que se vão aprofundando graças ao processo dialógico em torno de seus resultados.

É a confirmação do acesso a uma nova fase, desta feita com bases alicerçadas numa certeza! Já não se trata mais de uma tentativa, de uma proposta, mas do palmilhar convicto, com passos firmes, na trilha de uma prática socioeducatica consistente e contributiva ao bem comum.

Essas ideias e práticas, já estendidas a outros hospitais, com grandes efeitos e resultados altamente positivos, tem contado com profissionais que acreditaram nesta proposta que, hoje, se amplia a todo território nacional, favorecendo significativamente a crianças e adolescentes hospitalizados. E o Estatuto da Criança e do Adolescente aí está para lhe conferir prioridade e confiabilidade. Não há, portanto, barreiras que se façam intransponíveis!

A experiência comprovou e a realidade está a impelir para o prosseguimento de sua já vitoriosa caminhada e à preservação de suas diretrizes, já em franca evolução, com o desenvolvimento de outros projetos de igual valia.

Foi nessa fase produtiva que se iniciaram, mediante convênios, estágios dos alunos de universidades dos cursos de Pedagogia e outros correlatos, como extensão, em trabalhos pedagógicos de cunho acadêmico e inéditos à área hospitalar, os referidos alunos passaram a desenvolver interessantes atividades, conforme planejamento elaborado ao encontro das necessidades detectadas.

Sendo assim, nas salas de espera dos ambulatórios em geral, nas enfermarias com pequenas bibliotecas ambulantes, os estagiários, com objetivos de aprendizagem bem definidos e eficientemente orientados, vêm desde então cumprindo programas de ação de Pedagogia Hospitalar que têm correspondido plenamente às expectativas das instituições envolvidas: o hospital, as universidades, as escolas de origem dos alunos hospitalizados, em eficaz contribuição ao bem-estar e ao alcance dos objetivos de recuperação integral desses enfermos em tratamento hospitalar.

É de se ressaltar que muitos destes hospitais já possuem a própria infraestrutura, com profissionais da educação ou correlatos a esta função, com esquema organizado de orientação e supervisão na proposta de Pedagogia Hospitalar.

Por outro lado, essas práticas da Pedagogia Hospitalar apontam para a necessidade de formação de pedagogos especializados para atuação no contexto hospitalar. Objetivando alicerçar sua continuidade dentro do contexto da pedagogia acadêmica, torna-se importante que se tenha em mente a sua significação em termos sociais, bem como a oportunidade que se oferece para o desenvolvimento de práticas específicas, visando a adaptar condições de aprendizagem que em determinadas situações que se instalam em contexto hospitalar são diferenciadas das que se apresentam nos padrões normais da sala de aula.

Nesse processo de implantação e desenvolvimento da Pedagogia Hospitalar torna-se importante considerar que sejam dadas condições, por parte das universidades e instituições de ensino, para a criação de habilitação que venha preparar profissionais para atuar no atendimento pedagógico em contexto hospitalar, em função específica nesta área. É também importante que se desenvolvam práticas em crescente coerência, com essa demanda de formação.

Tal demanda emergente de conhecimento, de preparo, principalmente do pedagogo, para esse específico atendimento, desafia os profissionais envolvidos, em especial do curso de Pedagogia. Acredita-se haver necessidade de específica habilitação para o atendimento não só ao escolar doente/hospitalizado em tempo de internação, mas também em situação de recuperação em ambiente domiciliar, o qual a própria lei do CNE/2001 já alerta a essa necessidade.

Os favoráveis resultados obtidos, dada a sua significância, impulsionam a necessidade de sua ampliação aos demais hospitais da rede pública e privada, em especial àqueles de atendimento especificamente infantojuvenil.

As parcerias de apoio a estes projetos em contexto hospitalar e/ou domiciliar, tanto das escolas envolvidas como das universidades, dos hospitais e de outros órgãos podem ser, além de outras formas de ofertas, também de integração por meio de convênios, com o intuito de prestar o necessário atendimento pedagógico com alta qualidade.

A atuação dos profissionais que venham a se envolver nesses projetos implica, necessariamente, numa aliança multidisciplinar que exija dos participantes uma formação que contemple o homem como um todo. E, em especial, a formação de pedagogos que objetivem a superação da visão fragmentada, em favor da percepção global, no atendimento pedagógico.

b) A comunicação na relação hospital-escola-família-escolar hospitalizado

Tornam-se aqui importantes e oportunas algumas reflexões sobre as relações entre os sujeitos do processo de escolaridade do hospital.

São inúmeros os efeitos possivelmente acarretados pela situação contraditória entre as necessidades de saúde e educação observados nos hospitais em que há concentração de escolares hospitalizados.

Tais efeitos são refletidos não só na criança e no adolescente, como na atitude dos pais face à hospitalização, o que vem a repercutir no desenvolvimento de sua escolaridade.

É importante a observação no sentido de que a fase de escolaridade, no hospital, representa uma situação emergencial e transitória, em que recebe a criança (ou adolescente) atendimento individualizado ou em classe hospitalar.

Há, portanto, imperiosa necessidade de um preparo quanto ao seu retorno à normalidade. Esse processo de devolução do escolar hospitalizado ao ambiente extra-hospitalar deve preocupar a equipe, no sentido de que haja uma garantia de continuidade tanto da identidade social da criança (ou adolescente) como de seus familiares.

É o que justifica a necessidade de, durante a fase de hospitalização, haver um permanente estímulo às relações com a escola de origem, por meio de intercâmbio de informações e de manutenção de interesses.

Tais ações visam não somente à eficácia da escolaridade no hospital, mas servem também como preparo do referido retorno quando receber alta. Estão aí incluídas algumas situações circunstanciais, em que o escolar, na ocasião da alta, ainda não se encontra em condições físicas imediatas de frequência à escola, passando por um período intermediário entre o hospital, sua casa e os bancos escolares.

Pelo visto, é evidente que a escolaridade no hospital ameniza o processo de normalização e auxilia o reencontro com a vida extra-hospitalar, com seus companheiros sadios e consigo próprio.

Com pertinência ao hospital, as relações representam, muitas vezes, um desafio, com sentido desbloqueador e promotor do progresso de todos envolvidos.

Tratando-se dos familiares, as relações se referem ao incentivo, à participação, ao dispêndio dos melhores cuidados à criança e ao adolescente hospitalizados.

São deveras importantes o vínculo e a ajuda obtidos junto aos familiares. Cumpre, portanto, estimulá-los à valorização do tratamento e da escola, com o fim de obter uma visão mais dinâmica do futuro da criança/adolescente. Cumpre, ainda, motivar esses familiares para o envolvimento crítico e consciente, na relação entre eles e a escola e entre esta e o hospital.

Considerando o meio sociocultural, é possível identificar dois tipos característicos de atitudes familiares: familiares estimulantes e familiares não estimulantes ou superprotetores.

A proposta que se julga necessária é a de estimular os familiares a se envolverem e apoiarem a criança (ou adolescente) hospitalizada, inspirando-lhe segurança, no sentido que aceitem conscientemente a situação, ajam de forma positiva, como participantes do processo de cura em sua totalidade.

Acredita-se que as crianças/adolescentes, neste clima de compreensão, tenham condições de progredir, de crescer de maneira mais harmoniosa.

A atitude estimulante dos pais ou responsável representa uma significativa contribuição, em termos psicológicos, para a estruturação da personalidade da criança (ou adolescente) hospitalizada.

As constatações acima têm servido de elo no processo relacional ocorrido nos hospitais, como também têm patenteado a sua importância não só ao que tange à criança/adolescente e seus familiares, como também aos elementos das equipes em atuação envolvidos.

O capítulo a seguir abordará os elementos inter-relacionais práticos da Pedagogia Hospitalar, em efetiva aproximação de suas possibilidades inovadoras, sempre em benefício da criança e adolescente enfermos/ hospitalizados.

7

Descrição das práticas pedagógicas em efeito

Atentando para as práticas pedagógicas propriamente ditas, desenvolvidas no decorrer desta profícua jornada, cabe destacá-las em alguns aspectos que a contemplam principalmente com pertinência à sua dinâmica, uma vez que elas representam a concretização das propostas-alvo da presente publicação, juntamente com o desempenho dos profissionais envolvidos.

Seguem, em ordem de anterioridade:

a) Projeto Mirim de Hospitalização Escolarizada

Este projeto inicia-se em 1989. Sua criação foi motivada, através da equipe técnica, pela necessidade de se tomar medidas eficazes (a partir de uma semana de internação) quando o escolar precisar ficar muito tempo no hospital.

O primeiro passo é representado pela verificação do interesse da criança e do adolescente, como de seus pais ou responsáveis, em participar da proposta, com explicações sobre as razões e respectivos procedimentos, o que também deve ser extensivo à equipe médica.

A seguir, por meio do serviço social, a pedagoga ou professora hospitalar realiza o primeiro contato com a escola de origem, diretamente com a própria professora da criança (ou adolescente) hospitalizada, sendo assim organizado e iniciado o processo de acompanhamento e manutenção da escolaridade que se pretende levar a efeito. Nesse contato atuam a pedagoga, juntamente com a professora, a assistente social e os pais. Estes, em especial, servem de ponte entre o hospital e a escola, o que lhes confere gratificação e crescimento para o encaminhamento das atividades e propostas didático-pedagógicas.

O processo pedagógico é iniciado pela pedagoga ou professora e às vezes, conforme a situação e contexto hospitalar, pelas estagiárias, de forma individualizada ou em classe hospitalar, em permanente integração com a escola de origem. Deve-se atentar para as particularidades de cada caso, principalmente as referentes ao estado clínico da criança ou adolescente. É o médico que informa as possibilidades e limites em relação à doença e ao fator da hospitalização. São nítidas, por exemplo, as diferenças entre um doente acometido de um problema de neoplasia e aquele acometido de um problema ortopédico, este com um membro gessado ou em tração.

Particularmente, as evoluções das ações do projeto têm mostrado a necessidade de flexibilidade frente às situações que se apresentam: cada caso é um caso, cada dia é diferente do outro. Tal situação requer, indiscutivelmente, um elevado nível de acuidade da parte da equipe, especialmente da pedagoga e da professora, face à variabilidade de cada momento. Muita sensibilidade, muita perspicácia, a fim de que não seja deturpado o sentido emergente e cooperador do projeto.

É importante também a compreensão da posição do hospital: é de bom senso o entendimento de que o hospital não é uma escola. Trata-se do atendimento a uma eventualidade que representa prejuízo à criança ou adolescente, em estado de doença/internação prolongada. Estes, ao participarem do projeto, passam a ter os seus direitos de saúde e de educação preservados e conciliados, ao mesmo tempo em que se distanciam da ameaça de reprovação ou evasão escolar, cumprindo com tranquilidade o seu tratamento hospitalar, num momento em que se veem impossibilitados para o acesso normal à escola.

São as seguintes as modalidades de atendimento:

• Em condições de necessidade do longo período de hospitalização, como já aludido.

• Em situação de internamento intermitente em que a criança ou adolescente participa do projeto e frequenta a escola em sistema alternado.

• Em situação de necessidade de comparecimentos ambulatoriais múltiplos, como o caso de hemodiálise, com necessidade de frequência trissemanal. Os doentes de cidades do interior ou até outros estados são mais atingidos por essa circunstância, pois o cumprimento do citado esquema compromete o dia todo, enquanto que os da capital têm, ao seu dispor, um turno livre, anterior ou posterior ao seu atendimento no hospital. Há, ainda, que considerar as possibilidades de ocorrência de mal-estar em razão do processo hemodialítico;

• Em situação em que a criança (ou adolescente) ainda não foi alfabetizada, em razão da sua permanente condição de doença. Neste caso, a professora assume o encargo da alfabetização de forma emergencial, pela incompatibilidade com qualquer esquema de ensino normal. É necessário providenciar a matrícula em uma escola próxima à residência, para posterior continuidade, por meio do serviço social do hospital, em consonância com a família do escolar hospitalizado.

As avaliações são levadas a efeito de forma diferenciada: no próprio hospital, quando o tempo de hospitalização é ininterrupto; os demais casos são avaliados na própria escola.

Em termos de resultados, estes têm sido bastante satisfatórios, considerando as condições já aludidas anteriormente – há que lembrar que se trata de um processo todo singular realizado em ambiente hospitalar, em que a prioridade é a saúde, sendo necessária a flexibilidade no trato do processo pedagógico no seu todo.

b) Projeto Sala de Espera

Este projeto – segundo componente do processo pedagógico –, criado em 1993, de acordo com nossa experiência, tem como objetivo a criação de um ambiente lúdico com o envolvimento das crianças e adolescentes que aguardam o atendimento de consulta médica em sala de espera.

Culturalmente, o ambiente hospitalar é visto como local de sofrimento. A criança e o adolescente, com sua sensibilidade, podem sentir e absorver essa relação com muito maior intensidade que o adulto. Em consequência, respondem negativamente, nesse ambiente, com reações de impaciência, medo, tensão, indisciplina, choro, irritabilidade e outros. Diante disso, a necessidade de espera cria grande dificuldade para a criança/adolescente e para os pais ou responsáveis. O ato de espera passa a ter uma conotação de ameaça, de tortura, criando uma expectativa negativa, principalmente para as crianças, assim vindo a dificultar a interatividade entre ela, o ambiente e o médico na hora da consulta.

Desta forma, quanto mais tempo a criança permanecer no ambiente, torna-se mais impertinente e mais difícil de ser controlada. O clima de nervosismo e de tensão rapidamente atinge a todos, o que contribui para a criação de ambiente desfavorável à espera do próximo atendimento médico.

Face ao exposto, e vislumbrando a perspectiva de amenizar esse contexto, é que nasceu a ideia de se criar um ambiente hospitalar que, ao contrário de representar uma ameaça, pudesse trazer conforto, alegria e descontração à sala de espera.

Por isso a iniciativa de se realizar um trabalho pedagógico que, por meio da ludicidade, conseguisse o envolvimento das crianças, adolescentes e adultos na sala de espera, dissolvendo o clima de tensão existente.

O projeto vem sendo executado em parceria entre hospitais e universidades, sob a orientação de professoras do curso de Pedagogia, Extensão e agora já a Especialização, junto aos respectivos alunos, estagiários ou voluntários, como também profissionais da área de educação ou outras áreas que trabalham no hospital e vêm desenvolvendo propostas desta natureza, trazendo resultados extremamente satisfatórios.

O primeiro passo foi o de sugerir uma mudança gradativa no espaço físico da sala de espera e consultórios do hospital, que pudesse descaracterizar a imagem de hospital tradicional e fizesse surgir um ambiente alegre e descontraído. Para isso foi desenvolvido um projeto de transformação nas salas de espera e consultórios tendo, como objetivo, motivos infantojuvenis, pedagógicos e lúdicos.

Como segundo passo, desenvolveu-se um programa de atividades a serem realizadas pelos alunos do curso de Pedagogia ou demais interessados, em que se fizesse presente a interatividade com as crianças, os adolescentes e seus acompanhantes.

A sala tradicional de espera desapareceu em muitos ambientes hospitalares. No seu lugar ressurge um cenário apropriado, com mesinhas, cadeirinhas e mural interativo. Atividades com fantoches, jogos, livros, revistas, desafios, música, fantasias e outras tantas modalidades relacionadas aos aspectos físicos, materiais e humanos que compõem o ambiente, conforme as propostas desenvolvidas.

As ações são levadas a efeito por alunos, estagiários ou outros que fazem parte deste contexto, sempre com um planejamento que antecede estas práticas. São muitas as formas de intervenção, desde dramatização por meio de personagens de histórias, caracterizados de palhaços, fadas, como contadores de histórias e tantos outros. As crianças e adolescentes desenvolvem atividades em grupo ou isoladas, realizam pinturas, dobraduras, desenhos, como também manipulam fantoches e participam de jogos pedagógicos, entre diversas atividades.

A integração dos elementos das equipes de saúde transforma esses hospitais de um lugar ameaçador para um ambiente agradável, que ofereça descontração aos que ali se encontram, tornando as crianças e adolescentes mais receptivos ao contato com o médico e trazendo maior conforto aos seus acompanhantes. Assim, nos momentos que estas possibilidades são ofertadas, são vividos momentos de descontração propiciados pelas brincadeiras e atividades de cunho lúdico-pedagógico a tal ponto envolvente que as crianças (ou adolescentes) acabam, muitas vezes, por esquecer os motivos que as trouxeram até ali.

A Sala de Espera, assim, passou de um ambiente cansativo e constrangedor para um local de descontração, em que a ludicidade e a arte-educação passa a se constituir no seu grande atrativo.

As crianças/adolescentes, assim incentivadas, adentram aos consultórios, muitas das vezes mais descontraídas, alegres e livres das tensões peculiares às razões que motivaram as consultas que estavam aguardando. Isso tem facilitado bastante o trabalho médico, bem como trazido conforto aos pais e acompanhantes. Os depoimentos de pais e médicos são deveras significativos no que concerne a estes resultados.

Tal fato corroborou ainda mais para que o projeto ganhasse força e impulso ao estágio atual. Hoje se observa que a descaracterização do ambiente hospitalar tradicional não só foi importante para prender a atenção das crianças/adolescentes, mas também trouxe efeitos positivos especialmente para os pais/responsáveis, que participam ativamente das atividades, como para os profissionais de saúde, que se integraram inteiramente à ideia, deixando de lado a figura tradicional do ambiente de espera.

Já se pensa em propostas com a utilização de tecnologias, como computadores e também formas de podermos atender aos responsáveis que ali aguardam a consulta com seu filho(a) ou outros.

c) Projeto Literatura Infantil

Diversos são os motivos que justificam a existência do "Projeto Literatura Infantil" (1994), mais um componente do programa Pedagogia Hospitalar.

Dentre outros motivos, transparece a necessidade de superação do problema da inatividade da criança/adolescente hospitalizado cativo ao leito, fato esse que torna o tempo interminável, enfadonho e propiciador de expectativas negativas em relação à sua enfermidade.

Outro fator que contribui para a instalação de ambientes desfavoráveis é a privação do convívio da família, dos amigos e da escola, o que, consequentemente, vem acarretar carências, principalmente de natureza afetiva.

"Hospitalismo" é a expressão que bem caracteriza tal situação, exteriorizada por apatias, choro, inapetência, além de outras atitudes depressivas.

Esse trabalho de literatura infantil visa minimizar os efeitos nocivos dessa forma de reação, estimulando a criança (ou adolescente) a desenvolver o seu potencial imaginativo e criativo, na procura de distraí-la no que se refere à sua hospitalização, como também incentivá-la ao gosto e ao hábito pela leitura.

É pertinente que se atente para o valor terapêutico dessa atividade: desde o resgate do tempo ocioso, ao emergir de fontes de energias potenciais ainda encobertas.

São, por conseguinte, evidentes as razões que tornam o espaço hospitalar campo fértil à realização dessa atividade pedagógica.

Em pequenas gôndolas ambulantes, o material de literatura infantil é conduzido aos leitos, em que são oferecidas, de acordo com as faixas etárias e interesses, diferentes formas de abordagens.

A leitura em voz alta, realizada pelas estagiárias e voluntárias ou demais profissionais, com imitações e dramatizações, é uma das maneiras mais envolventes e atrativas para despertar o interesse e a participação das crianças ou adolescentes, em especial daquela de menos idade.

O esquema de empréstimo de livros também tem funcionado a contento. Dependendo da idade, a leitura individualizada tem se constituído numa aceitação razoável, com efeitos significativos, considerando o conteúdo educativo-cultural dessa interessante atividade pedagógica.

Paralelamente a essa forma de atendimento e incentivo à leitura, o projeto está sendo expandido também aos familiares e responsáveis que acompanham o enfermo, com literaturas adequadas e favorecedoras de um ambiente informativo e humanizador.

d) Projeto Enquanto o Sono não Vem

Este projeto (2000), dentre os demais vinculados à Pedagogia Hospitalar, com fundamentos teórico-filosóficos deveras avançados, representa a concretização de propósitos inovadores e de modernização no trato e nas abordagens com a criança e adolescente hospitalizados.

O projeto "Enquanto o Sono não Vem" surgiu quando, num dado momento da pesquisa, fiquei durante alguns dias observando a rotina de uma realidade hospitalar em que estava envolvida e então descobri algumas particularidades como:

• pela manhã, muitas crianças (ou adolescentes) hospitalizadas necessitam fazer exames em jejum, como coletar sangue, raio X, entre outros, e a maioria faz a sua higiene, toma o café, a enfermaria é limpa, vêm os medicamentos, visita médica, residentes e outros tantos profissionais envolvidos;

• o almoço é servido entre 10h40 às 11h, depois descansam;

• após o almoço vêm as visitas, o lado espiritual vem por meio de atendimento e "gotas de sabedoria" dadas por padres, pastores ou outras formas de atenção relacionada aos valores humanos;

• são realizados trabalhos de recreação e outros de cunho pedagógico que acontecem conforme o contexto;

• em seguida, visitas, lanche da tarde, atendimentos diversos. Cada caso e cada enfermaria têm suas especificidades;

• o jantar é servido lá pelas 17h30 ou 18h, depois a TV é ligada;

• após inicia-se um processo de silêncio, somente interrompido pelo som da TV.

Nesse momento me fiz a pergunta: "O que fazer enquanto o sono não vem? Então surgiu o Projeto Enquanto o Sono não Vem, pois senti um pesado silêncio, e achei que se neste momento pudesse ter a magia do contador de histórias recriando o imaginário, a fantasia dele associada à imaginação de quem estivesse lá e pudesse ouvir canalizando o poder do pensamento, isso poderia ser interessante e foi maravilhoso este projeto.

O uso mágico da palavra, ao dirigi-la aos outros, lembra-nos da necessidade da brandura do falar. A sutileza do verbo, a delicadeza é como se fosse uma seleção de ideias. A palavra, a beleza dos sons que a boca anuncia, canaliza os sentimentos e desvia o olhar, o sentir pelos ouvidos e em todo o contexto se recria possibilidades imaginativas, podendo aquecer os corações aflitos, doidos pela transmissão de uma forma de doação e encanto. O verbo é poderoso, encantador e tem um potencial de alimentar a alma por meio da exposição de ideias – O comando da fala está em ti; vê o que vais fazer da tua palavra. Com a palavra cheia destes encantos mencionados podes abrir muitos caminhos de esperança para os que sofrem e dar muita paz para os desesperados.

Por meio da sistematização de um inédito trabalho de parcerias, especificamente elencadas para interagir em contexto hospitalar pediátrico, tratou-se de buscar elementos educacionais flexíveis e adaptativos a esse novo enfoque, elementos que necessariamente deverão implicar em novas tecnologias, abordagens e muita criatividade no decorrer do seu processo evolutivo.

Sendo assim, tem o projeto em questão por objetivo "colaborar na educação e na saúde da criança/adolescente hospitalizados, por meio de enfoque holístico, utilizando a participação de um grupo multi/inter/transdisciplinar para, de certa forma, poder também acelerar o processo de cura".

Sua dinâmica implica em momentos que recriam o imaginário por meio de personagens que dramatizam histórias criadas ou saídas de contextos literários específicos. O "contador de histórias", por exemplo, utiliza-se da imaginação por meio de uma diversidade de recursos, levando aos participantes novas formas de relaxamento – Enquanto o Sono não Vem –, respeitando assim o estado clínico de cada criança ou adolescente.

Com temas planejados e especialmente criados para cada momento, os cenários e roupagens alegóricas passam a encantar as crianças/adolescentes e todos os presentes, conduzindo-os ao mundo da fantasia e lhes proporcionando bem-estar físico e mental.

Desenvolvimento: este projeto é levado a efeito durante a semana, no horário das 18h30 às 20h30, nas enfermarias, ocasião em que a magia, através da história e seus personagens, utiliza o conto, em tons suaves e melódicos, assim tornando o ambiente acolhedor e de encantamento às crianças e adolescentes, como também aos familiares e equipe de saúde ali presentes. O relaxamento, assim, vem a tornar-se a tônica de todos os procedimentos, estes planejados e efetivados segundo a singularidade de cada caso. Nestas condições, os benéficos efeitos não se fazem tardar, trazendo um sono tranquilo e recuperador e contribuindo no processo de cura.

Há, ainda, que se realçar a capacidade criativa da utilização da palavra, como bem explicita Rubem Alves, no sentido de que "o que vem acordar é aquilo que a palavra vai chamar. As palavras são entidades mágicas, potenciais feiticeiras, poderes bruxos que despertam os mundos que jazem dentro dos nossos corpos num estado de hibernação como sonhos. Nossos corpos são feitos de palavras... Assim, podemos ser príncipes ou sapos, borboletas ou lagartas, campos selvagens ou monoculturas, 'Leonardos' ou monótonos funcionários. Tudo depende de nós..."

A arte de contar histórias em ambiente hospitalar reporta a situações em que, no início dos tempos, o conhecimento era transmitido por gestos e, posteriormente, de forma oral pelos homens primitivos. O sentar-se, em volta da fogueira ou ao redor de uma mesa, vinha sempre acompanhado de histórias, contos passados de geração a geração.

Mas, com a evolução dos tempos, este hábito ficou adormecido e o homem desaprendeu a ouvir.

No ambiente hospitalar o contador deixa a história fluir, passando a ser um instrumento e deixando-a sair de seu coração para o coração dos ouvintes, nas enfermarias, nos leitos, nos corredores, nas salas de espera e onde mais seja permitida a sua presença.

O caminho desses contadores de história e seus personagens, em ambiente hospitalar, imprime uma linguagem específica aos seus benefícios, considerando que a importância da arte, neste contexto, é a recriação do verbo que aponta caminhos para a descoberta de múltiplas linguagens em diferentes cenários.

> [...] Diego não conhecia o mar. O pai, Santiago Kovadloff, levou-o para que descobrisse o mar.
>
> Viajaram para o Sul.
>
> Ele, o mar, estava do outro lado das dunas altas, esperando.

Quando o menino e o pai, enfim, alcançaram
aquelas alturas.
De areia, depois de muito caminhar, o mar
Estava na frente de seus olhos.
E foi tanta a imensidão do mar, e tanto seu
fulgor,
Que o menino ficou mudo pela beleza.
E quando finalmente conseguiu falar, tre-
mendo,
Gaguejando, pediu ao pai:
Me ajuda a olhar! (Eduardo Galeano)

O conto não é privilégio de quem conta, mas de quem
ouve. O conto nada mais é do que um sonho falado.

e) Inclusão Digital

A inclusão digital consiste na possibilidade de ajuda,
através de novas tecnologias de informação e comunicação, no atendimento a crianças e adolescentes hospitalizados em processo de escolarização. A implantação em hospitais, com centros de acesso à Internet, já se estende a algumas realidades hospitalares desde 1992, por meio de
parcerias como o CDI (Comitê de Democratização da Informática e Cidadania), o qual promove, estrategicamente, a inclusão digital e a educação para a cidadania, denominada EIC Hospitalar – Escola de Informática e Cidadania em Contexto Hospitalar.

Projetos de desenvolvimento, com doação de computadores, impressoras, softwares, Internet, notebooks, para
atender a criança ou adolescente que não pode dirigir-se
ao laboratório de informática, já são realidades de nossa
vivência, por meio de parcerias.

Assim, é propiciada a participação ativa dos enfermos, conforme suas condições clínicas para o acesso à inclusão digital. Tal possibilidade, de fato, ameniza os problemas decorrentes da necessidade de internamento, conforme já referido anteriormente, em especial da criança e adolescente em idade de escolarização, com benefícios à sua capacitação escolar e, ainda, criando um ambiente positivo e estimulador ao processo lúdico, recreativo, social, cultural e tecnológico.

A inclusão digital no contexto hospitalar propicia, assim, o ensejo a novos olhares e ações, criando com isso espaços para troca, interação, informação e acréscimo a novos saberes por meio do computador, softwares e Internet. Promove, em decorrência, um ambiente de maior integração do enfermo com seus familiares e com os funcionários do hospital. É um novo tempo, um novo olhar e um novo agir que também possibilita a integração com as demais ações relacionadas ao processo de cura e reabilitação.

A inspiração e a motivação desta proposta são originárias da experiência com o trabalho de vários anos em hospitais públicos e privados. Considera-se que o uso das novas tecnologias de informação e comunicação é um fator importante para a interação e integração entre pessoas e comunidades, visto que todos têm, de uma forma ou de outra, talentos e conhecimentos suficientes para serem compartilhados.

Em um ambiente hospitalar a incorporação destas tecnologias mesmo em sua forma mais simples, qual seja a de colocar as pessoas em contato umas com as outras, pode proporcionar muitos benefícios, inclusive no processo de humanização da assistência hospitalar, uma preocupação hoje dos Ministérios da Saúde e da Educação. Além disso, o trabalho voluntário com envolvimento de muitas pessoas e a responsabilidade social de muitas empresas tem crescido muito no Brasil nos últimos anos e pode representar um importante aliado na utilização destas novas linguagens, oportunidades e cenários que se apresentam.

Cabe destacar as ideias fundamentais de Lévy (1993, p. 7).

> Novas maneiras de pensar e conviver estão sendo elaboradas no mundo. As relações entre os homens, o trabalho, a própria inteligência dependem, na verdade, da metamorfose incessante de dispositivos informacionais de todos os tipos. Escrita, leitura, visão, audição, criação, aprendizagem são capturados por uma informática cada vez mais avançada.

A Internet com seus recursos abre muitas e variadas possibilidades de interação, conexão e envolvimento virtual no contexto hospitalar. Nessas condições pode despertar, virtualmente, no enfermo, a fantasia, a imaginação, conectando-o ao conceito de saúde, aprendizado pela imaginação, encanto, descontração, fantasia, arte e sedução. É este um exemplo, dentre muitos outros, que torna o trabalho interdisciplinar, em ambiente hospitalar, tão sensível e comovente a quem deseja observá-lo um pouco mais de perto.

f) Mural Interativo

Para a criança (ou adolescente) que, eventualmente, se encontra aguardando consulta, porém não hospitalizada, existem propostas para a Sala de Espera, onde se localiza o mural interativo desde 2002. Este oferece um espaço em que as crianças ou adolescentes podem retirar, deste mural, surpresas, como máscaras, narizes de palhaço de plástico, cataventos e outros brinquedos que ali se encontram expostos, propositadamente deixados para serem objetos de brincadeira e com a possibilidade de serem levados para casa.

Para esse mural é elaborado específico planejamento altamente criativo, de acordo com as datas comemorativas, trazendo as devidas menções e mensagens que serão alvo de decorações, comunicações, trocas, informações e constantes surpresas, sempre muito bem e alegremente recebidas. Cria, portanto, esta modalidade na sala de espera, um espaço de harmonia, abstração ao belo e, com certeza, se constitui num presente aos olhos e num verdadeiro mimo à sensibilidade de quem interage com esse mural.

O mural está ampliando seus horizontes para num próximo passo fazermos esta interatividade virtual por meio do computador. Assim, tanto as crianças e adolescentes como responsáveis poderão estar fazendo uso deste espaço virtual pela Internet para se informarem em diversos assuntos. Acredita-se que se fará necessário um apoio pedagógico orientando os espaços de exploração que este mural que sai da parede de forma interativa concreta e vai para espaços virtuais possa estar favorecendo os canais de comunicação e informação.

g) Prevenção

A Criança Segura – *Safe Kids* Brasil – tem sede nas cidades de Curitiba, Londrina, São Paulo e Recife e faz parte de uma rede internacional cognominada *Safe Kids World-*

wide, que nasceu nos Estados Unidos em 1987 e hoje possui mais de 300 coligações e está em 16 países.

Todos os anos milhares de crianças são vítimas de acidentes em decorrência da falta de informação e de cuidados no dia a dia.

Acidentes de trânsito, afogamentos, sufocações, quedas, queimaduras, intoxicações, entre outros, podem ser evitados com prevenção e informação. O papel da Criança Segura é ajudar a sociedade a mudar essa realidade.

A Criança Segura é uma organização de fins não lucrativos, atuante no Brasil desde 2001, dedicada exclusivamente à prevenção de acidentes (lesões não intencionais) com crianças e adolescentes de até 14 anos.

Atua para geração de conhecimento:

• coleta e sistematização de dados;

• desenvolvimento de pesquisas e estudos na área;

• promoção de eventos de discussão;

• intercâmbio de experiências entre países.

Mobilização:

• geração de alertas públicos para o problema dos acidentes;

• fomento às redes de colaboradores, por meio de alianças estratégicas e coligações;

• influência em políticas públicas;

• estímulo à adequação de ambientes e produtos visando à prevenção de acidentes;

• realização de eventos de sensibilização e mobilização.

Ações educativas:

- desenvolvimento de programas educativos;
- treinamento e capacitação de multiplicadores;
- elaboração de materiais educativos.

Comunicação:

- ações de comunicação dirigida e assessoria de imprensa;
- disponibilização de conteúdo pelo site;
- desenvolvimento de campanhas de massa.

Esta proposta vem sendo desenvolvida nos ambientes hospitalares, universidades, além dos contextos educacionais e comunitários acima citados. Tem como objetivo "Salve a vida de uma criança por dia", atuando através de mensagens e treinamento de prevenção, em atividades locais e junto às esferas governamentais.

O *site* para consulta: http://www.criancasegura.org.br

h) Projeto Eurek@Kids

O Eurek@*Kids* é um projeto de desenvolvimento de um ambiente virtual de aprendizagem, principalmente para o atendimento de crianças e adolescentes hospitalizados, tendo sido elaborado por uma das autoras desta publicação e aprovado pelo CNPq. Esse projeto foi iniciado em junho de 2005, com finalização e implantação definitiva prevista para junho de 2007.

A PUCPR, instituição promotora da criação e desenvolvimento do Projeto Eurek@*Kids*, tem já, sob a sua implantação, o Ambiente Virtual Eureka (www.pucpr.br/eureka), o qual foi a fonte inspiradora que aguçou este projeto.

A iniciativa surgiu de duas experiências bem-sucedidas da PUCPR: uma em relação ao desenvolvimento de um ambiente virtual de aprendizagem colaborativa, o Eureka; e a outra, a Pedagogia Hospitalar, inserida na proposta de graduação do curso de Pedagogia.

Dando continuidade aos projetos referendados acima, apresenta-se mais esta proposta, na certeza de estar contribuindo, significativamente, para ampliar a qualidade, como já aludido inicialmente, dos trabalhos multi/inter/disciplinares que vêm sendo desenvolvidos nos hospitais, com a incorporação do uso das tecnologias de informação e comunicação, como ferramenta de base para dar suporte às atividades de atendimento à criança e ao adolescente hospitalizados. Acredita-se que, por extensão, este projeto tem condições de minimizar, sensivelmente, grandes percalços sociais, com soluções que destacam a inclusão social, a democratização tecnológica, a promoção humana, as novas formas de comunicação e a educação inclusiva.

A área de saúde é uma das que muito se beneficia com a tecnologia nos seus aparatos tecnológicos para salvar vidas e nesse contexto é que se propõe uma integração entre a tecnologia e o desenvolvimento humano, neste século XXI, como fator de inclusão digital nos contextos hospitalares.

Diante do exposto, há que se proporcionar às crianças e aos adolescentes enfermos, além de atividades lúdicas, melhores condições que atendam efetivamente a sua manutenção escolar, diante do quadro que evidencia um cenário marcado de abandonos escolares e de limitações da própria escola em atender esses alunos com necessidades tão específicas.

Existe toda uma equipe envolvida neste projeto desde pedagogos, *web designers*, programadores, professores (graduados, especialistas, mestres e doutores), alunos, escolas, hospitais, alunos bolsistas Pibic.

Em face dessa realidade ficou evidente que se poderia mesclar o conhecimento adquirido e o aproveitamento dos recursos humanos disponíveis, numa conciliação que beneficiasse não só o dia a dia da criança e do adolescente hospitalizados, como também o seu vínculo com a escola. Dessa forma, propõe-se criar um ambiente virtual (salas de aulas virtuais) que seja capaz de fazer a mediação entre escola/hospital/aluno-enfermo, por meio de uma metodologia específica que venha atender tais necessidades. Cabe, assim, o devido realce no sentido de que este projeto venha apontar novas vertentes, que favoreçam tanto o escolar hospitalizado quanto a sua respectiva escola.

i) Projeto Campanhas Sociais e Datas Comemorativas

Esta proposta acontece desde 2004, a primeira relacionada a campanhas sociais que se ancora em necessidades apontadas pelos hospitais em que atuamos. Necessidades estas em que desenvolvemos campanhas para arrecadarmos utensílios como: sandálias Havaianas®, escovas de dente, materiais de higiene, como sabonete, pasta dental e outras situações emergentes que se apresentem no contexto. A segunda que trata de momentos recreativos, lúdicos e festivos, monta cenários referentes a determinadas datas comemorativas de nosso calendário e faz todo um trabalho social muito bonito com enfoque cidadão.

Ter um planejamento estratégico que ancora todos estes eventos é fundamental para o sucesso dos mesmos. Temos desenvolvido com alunos e voluntários (nos diversos setores em que atuamos) integrados à equipe hospitalar e nisso envolvemos tanto os cursos de graduação, extensão, especialização, mestrado e consultorias, e estes se multiplicam para os seus setores profissionais, sociais e tem se formado uma grande rede que colabora nestas situações.

É uma interação maravilhosa que já atingiu até o espaço virtual da Internet por meio de comunidades virtuais e listas de *e-mails*. As pessoas realmente têm participado de uma forma admirável e não têm medido esforços para auxiliar outras em estado de saúde debilitada que se encontram hospitalizadas. A grande força dos seres humanos quando unidos é incalculável. Com isso observa-se que, quando queremos alguma coisa, conspiramos para este intento e, quando não queremos, arranjamos mil desculpas para não fazer.

Cabe destacar no fechamento das ideias destes projetos acima citados a seguinte frase: "Quem se sai bem neste mundo são as pessoas que saem à procura das circunstâncias que desejam e, se não as encontram, criam-nas" (G. Bernard Shaw).

j) Brinquedoteca hospitalar

Trabalhos científicos realizados no exterior já demonstraram a eficácia das brincadeiras na melhor recuperação de crianças e adolescentes hospitalizados.

No Brasil, um estudo realizado pela Secretaria de Estado da Saúde de São Paulo mostra que os brinquedos reduzem o estresse de crianças internadas.

Cabe destacar notícia veiculada no site http://www.olhao.com.br/saude_09092005122444.shtml (09/04/06):

> A presença de brinquedotecas nos hospitais diminui o estresse de crianças e o medo do tratamento ambulatorial, com remédios, seringas e exames. É o que indica pesquisa do Hospital Infantil Cândido Fontoura, da Secretaria de Estado da Saúde.
>
> Realizado no primeiro semestre deste ano, o estudo já tem resultados preliminares. Com amostra de 58 crianças entre 4 e 14 anos de idade que faziam tratamento na unidade (contra doenças como diabetes, colesterol alto e disfunções hormonais), a pesquisa aconteceu no momento da coleta de sangue, pois o procedimento invasivo com agulha normalmente é considerado fator de tensão. Do total de crianças avaliadas, 34 tiveram acesso à brinquedoteca do hospital. As outras 24 não foram expostas aos brinquedos, para efeito da pesquisa.
>
> O estresse foi avaliado segundo os níveis de cortisol sérico, substância do sangue que indica o nervosismo. Os resultados mostraram que o nível médio de cortisol no grupo de crianças que teve acesso à brinquedoteca foi de 11,20ug/dl (microgramas por decilitro de sangue), enquanto a média do grupo que não

brincou foi de 13,72ug/dl. A pesquisa também demonstrou que os brinquedos podem reduzir o estresse infantil causado por doenças respiratórias do sono. De um grupo de 142 crianças entre 4 e 14 anos, 79 tiveram acesso à brinquedoteca. Dessas, 35% tinham algum distúrbio respiratório do sono, como apneia. O grupo com distúrbios respiratórios que brincou teve nível médio de cortisol sérico de 9,81ug/dl, enquanto a média do grupo que não brincou foi de 12,37ug/dl. A Secretaria de Estado de Saúde informa que todos os hospitais estaduais que tratam com saúde infantil têm brinquedotecas instaladas. A iniciativa faz parte do projeto de humanização da Secretaria.

Diante destes fatos há de se convir a necessidade e importância de brinquedotecas em contexto hospitalar infantojuvenil.

Em nossa caminhada a criação de brinquedotecas e as atividades desenvolvidas em alguns contextos hospitalares em que atuamos estão tendo efeitos muito gratificantes, desde 2003.

A implantação de brinquedotecas em hospitais infantis é prevista na lei federal 11.104, de 21/03/05, que passou a vigorar 180 dias após sua publicação, o que torna obrigatória a instalação de brinquedotecas em hospitais que oferecem internação pediátrica. A lei prevê penas de advertência, interdição, cancelamento da licença ou multa para os hospitais que não se adaptarem à nova norma.

Segundo a pedagoga brinquedista Dora Saggese, administradora da brinquedoteca do hospital do Graacc (Grupo de Apoio ao Adolescente e à Criança com Câncer), o espaço para as brincadeiras dentro do hospital representa um estímulo para crianças/adolescentes hospitalizados. "Nossas avaliações mostram que as crianças se recuperam mais rápido. Elas esquecem a doença e até pedem para vir ao hospital", afirma Dora.

Se pensarmos no imaginário infantojuvenil do ser humano, a brincadeira é parte estrutural de todo desenvolvimento. Portanto, não é um mero passatempo, auxilia no desenvolvimento das crianças/adolescentes, promovendo processos de socialização, criatividade, decisões e descoberta do mundo.

Pode-se inclusive afirmar que a brincadeira auxilia na superação de conflitos existentes e pode proporcionar melhores condições de desenvolvimento ao ser humano. Como então favorecer por meio de espaços planejados oportunidades de brincadeira? Quem as planejará e idealizará para serem efetivadas? Que profissionais se fazem necessários nesta atuação?

Questionamentos como os acima citados nos levam a discutir cientificamente numa especialização que se iniciou no Estado do Paraná em 2005, em Pedagogia Hospitalar. Dentre toda a programação nesta espacialização, estudos específicos relacionados a brinquedoteca hospitalar, com suas características peculiares que se fazem presentes em contexto hospitalar, têm-nos impulsionado a nos atermos a bases teóricas refletidas na ação em brinquedotecas hospitalares. Com profissionais com doutorado nesta área e bastante experiência, isso tem sido o diferencial para uma qualidade maior neste cenário infantojuvenil.

Será esta a função do professor, pedagogo, psicólogo ou terapeuta ocupacional. Respeitando a todos esses profissionais coloco aqui a questão que em escolas que atendem crianças, desde creches até a educação básica como um todo, o brincar se faz presente. E muitas delas com espaços próprios para isso, inclusive com brinquedotecas. O profissional da educação, o professor, o pedagogo, tem esta competência e habilidade já bem desenvolvida. Pois sua ação prática é também de forma bem acentuada, voltada para esta preparação em planejamento e atuação. Com isso, acredita-se que este é o profissional indicado para este tipo de recreação tão necessário também em contextos hospitalares.

Porém, se olharmos de maneira interativa e proposital veremos que ela também pode se estabelecer em brinquedotecas, pode favorecer aos demais profissionais atuarem em determinados momentos com intenções específicas de sua área, como de forma a desenvolverem um atendimento psicopedagógico ou clínico neste contexto, se pensarmos, por exemplo, na ação do psicólogo. Mas fica aí a real necessidade da atuação do profissional de educação poder estar mais diretamente planejando e desenvolvendo estas atividades e inter-relação neste cenário que é lúdico, recreativo, social e pedagógico.

Desde a seleção do tipo de brinquedo, como também o espaço que se faz presente e sua organização, as atividades, o modo de atendimento e os propósitos a que a brinquedoteca pode ser explorada, variando as formas de intervenção. Importante ressaltar novamente o público a que se destina e suas especificidades. Neste caso, em contexto hospitalar, com crianças com diferentes patologias ou situações que as levaram à internação, interferindo diretamente no planejamento de ação nestas brinquedotecas, desde sua implantação.

Os espaços podem variar, não necessitam ser sofisticados, podendo ser simples, mas estimuladores. O fundamental é que, por meio das instalações, como móveis, a decoração, a distribuição e a organização dos brinquedos, as crianças queiram brincar e tenham liberdade de escolha e de expressão, seja individualmente ou em grupos. Deve ser altamente criativo, de maneira que a criança possa até esquecer que está em um hospital.

A questão da higiene com os brinquedos é imprescindível nestes ambientes e a rotatividade que ocorre em determinadas alas de pediatria devem ser estudadas em cada realidade hospitalar. Como, por exemplo, em uma das realidades em que atuamos, para crianças de ala de queimados, existem horários específicos da brinquedoteca programados somente para elas, pois estão em situação de risco e qualquer contaminação de outras enfermarias poderia trazer sérios prejuízos para a sua saúde, pois o cuidado com a infecção hospitalar, tipos de brinquedos e higienização após a utilização dos mesmos é importantíssimo nestes casos.

Estas são algumas das situações que se fazem necessárias quando se pensa em brinquedoteca hospitalar dentre tantas outras. Cabe para fechar estas pinceladas de ideias o que Abramovich diz: "o brincar dá oportunidade à criança de entender tantas coisas através do brincar e se entender através de tantas maneiras de brincar".

7.1. Trilhando amplos e novos caminhos

Existem hoje no Brasil, segundo dados coletados no III Encontro Nacional sobre Atendimento Escolar Hospitalar (2003), mais de 70 hospitais com atendimento escolar para crianças e adolescentes em tratamento de saúde. Estes hospitais estão distribuídos em 19 unidades federais do território brasileiro.

No Estado do Paraná há trabalhos acadêmicos, com titulação de mestrado, de especialista e de cursos de extensão, promovendo a continuidade das pesquisas que envolvem esse novo despertar do pedagogo, para atuação na área de saúde.

Cabe aqui ressaltar a importância da Resolução 02 CNE/CEB/MEC/Secretaria de Estado da Educação – Departamento de Educação Especial, 11/09/01 – http://www. al.rs. gov.br/Diario/Proposicoes/PROP1589.htm – que determina a implantação de esquemas de classes hospitalares, com a finalidade de atendimento pedagógico a alunos com necessidades especiais transitórias (hospitalização ou atendimento domiciliar) e, consequentemente, de organização de cursos para habilitação de profissionais destinados a atender essa nova demanda.

Com isso abre-se lugar à investigação científica e sistemática, com vistas a ampliar propostas pedagógicas em contextos hospitalares. Atendendo a um fim educativo, a ação pedagógica, na Hospitalização Escolarizada ou atendimento em classes hospitalares, sugere uma intervenção educativa que se adapte às necessidades circunstanciais de cada criança ou adolescente, no tempo de sua hospitalização e nos enfoques pedagógicos (tanto didáticos como orientadores e lúdicos).

Destaca-se, ainda, o respeito à cidadania, com uma visão prospectiva, de intento social, cada vez mais voltada às necessidades de uma sociedade mais justa, mais humana e plural; cabe, portanto, aos cidadãos repensar sob novos incentivos ao bem-estar e à promoção social dos seres humanos, em oportunas interfaces com as tecnologias, estas agentes subsidiárias de favorecimento e viabilização de novos cenários para a promoção educativa.

Todavia, é necessário que se faça registro do importante fato de que o assunto Pedagogia Hospitalar, pela sua enorme relevância, atualidade e receptividade, já vem, no decorrer destes anos, se constituindo em objeto de produções científicas, em níveis de graduação e pós-graduação, com extensão às instâncias de mestrado e de doutorado.

Também de elevada importância é o lançamento e instalação de cursos de especialização, em diversos estados do Brasil, em Pedagogia Hospitalar. O que, de fato, comprova o elevado nível de valorização e aceitação no contexto social e comunidade científica. Ainda há que destacar que, valorizando a necessidade de defesa desta proposta, as autoras incansavelmente vêm se fazendo presentes em eventos científicos de porte nacional e internacional, com propostas sempre bem recebidas e valorizadas.

Igualmente importante e de elevada consistência são as permanentes consultas via comunicações virtuais (*e-mail*) de cunho informativo e de sustentação para trabalhos científicos em andamento. Circunstâncias que, para as autoras, se constituem em momentos de estimulante gratificação pelos resultados auferidos.

Tão importante como indispensável é a alusão aos eventos que se vêm realizando em extensão nacional, abrangendo novas discussões e decisões atinentes a propostas educativas na área pedagógico-hospitalar. Entende-se que – o que é ainda natural – as ações se encontram fragmentadas – urge, portanto, que a partir desses novos eventos se inicie a concretização da pretendida e possível desfragmentação, numa integradora reunião de forças, com vistas à otimização do trabalho conjunto em favor da criança e adolescente hospitalizados.

As perspectivas de que os resultados acima citados vêm tendo um efeito relevante estão baseadas no fato de que estão apontando magníficos resultados e, com isso, se pretende, cada vez mais, em parcerias e trocas, criar maiores e melhores possibilidades em contexto hospitalar.

Para tanto, pretende-se apresentar algumas linhas que norteiam estes propósitos:

• desenvolver metodologias, linguagens e materiais apropriados para o atendimento lúdico-pedagógico em ambiente hospitalar;

• favorecer a continuidade dos estudos para as crianças e adolescentes que, em função das enfermidades, não conseguem manter sua escolarização em razão de sua permanência prolongada em tratamento hospitalar, com vistas, em última instância, também à minimização das desigualdades sociais;

• propiciar novas práticas educativas favorecendo a construção do conhecimento, inclusive utilizando-se da informática e Internet como fonte de troca de informações;

• contribuir para o exercício da cidadania e inclusão social e digital;

• atuar sempre de acordo com as condutas éticas necessárias ao respeito e dignidade ao ser humano, independente das condições do momento;

• participar de eventos para divulgar estas pesquisas e promover a socialização destas;

• promover a discussão e a reflexão sobre a integração das tecnologias na abordagem em ambientes virtuais de aprendizagem, através dos seus específicos resultados;

• contribuir, de diversas formas, para o processo de humanização hospitalar;

• fomentar a necessidade da utilização de propostas deste porte para hospitais, escolas e entidades governamentais.

Em relação ao que foi exposto, considera-se que os projetos, acima descritos, têm cumprido a sua finalidade e contribuído, sensivelmente, para a criação de ambientes mais agradáveis e propícios à recuperação da saúde e ao alívio do estresse da criança e do adolescente enfermos, em tratamento hospitalar. Como bem destaca Luíza Helena Novaes, o brincar alivia os estresses potencialmente traumáticos, decorrentes da hospitalização, servindo, ainda, de fator de prevenção a eventuais problemas de saúde mental. Esta bagagem de informações sobre o brincar indica que brincadeiras como o faz-de-conta, a fantasia, a dramatização, o conto e outros se constituem em significativos e potentes recursos recreativos, educacionais e psicopedagógicos.

Além das situações acima expostas, creio ser este o momento de abordar mais uma questão de vital relevância da qualidade e dignidade de nossas crianças.

Cabe destacar ainda que o fechamento do século XX abriu comportas para situações cidadãs como as crianças. Pois data de 1924 a "Declaração de Genebra", onde pela primeira vez há manifestações a favor dos direitos dos menores. Em 1959 a Organização das Nações Unidas (ONU) adota a Declaração Universal dos Direitos da Criança, importante marco para a contemporaneidade.

Esta estabelece onze princípios, conclamando cuidados essenciais à criança antes e depois de seu nascimento e a corresponsabilidade da humanidade para com elas, nos aspectos do desenvolvimento físico, mental, moral e espiritual, o direito à nacionalidade, os benefícios em relação à saúde, alimentação, recreação e assistência médica, os cuidados especiais com a criança incapacitada tanto física como social e mental, responsabilidade dos pais por um ambiente de segurança e amor, educação gratuita e compulsória, direito de brincar e distrair-se, prioridade de receber socorro, proteção contra o trabalho, contra o emprego antes da idade mínima conveniente e proteção contra discriminação de sexo, raça, religião ou qualquer outra natureza (CHAVEZ, 1994; UNICEF, 1994).

Em 1979 a ONU declarou o Ano Internacional da Criança, o qual estabeleceu o chamado de Regras Mínimas de Beiging, em 29/11/85. Em 20/11/89 a Comissão de Direitos Humanos da ONU, por meio de um grupo de trabalho, redigiu o texto da Convenção dos Direitos da Criança, obrigando os países signatários, dentre eles o Brasil, a adaptarem as novas normas às suas legislações internas. Até o ano de 2002 quase todos os países do mundo já haviam ratificado a Convenção (UNICEF, 2002), sendo assim, no Fórum infantil da ONU, reuniram-se mais de 400 delegados infantis de todo o mundo para discutirem saúde, educação, exploração infantil, conflitos armados, Aids, pobreza, meio ambiente; ao final, a declaração "Um mundo para nós" selou as novas metas para mais dez anos:

> [...] juntos construiremos um mundo onde todas as meninas e todos os meninos possam aproveitar sua infância – um tempo de brincar e aprender, quando são amados, respeitados e tratados com carinho, quando seus direitos são promovidos e protegidos, sem qualquer tipo de discriminação, quando sua segurança e seu bem-estar são prioridades e quando podem se desenvolver com saúde, paz e dignidade (UNICEF, 2002).

Fechando por hora estas ideias, destaca-se o seguinte pensamento: "O futuro tem muitos nomes. Para os fracos, é o inatingível. Para os temerosos, o desconhecido. Para os valentes, é a oportunidade" (Victor Hugo).

Considerações circunstanciais

> *O sonho pelo qual brigo exige que eu invente em mim a coragem de lutar ao lado da coragem* (Paulo Freire).

A análise retroativa dos fatos pertinentes aos cinco anos percorridos (2006) a partir do lançamento desta obra – que já teve algumas reimpressões antes de ser atualizada e ampliada –, atesta o valor de uma significativa fase de gratificantes avanços em favor da concretização de um desafiante objetivo: desbravar novos caminhos na batalha intensa pelo auxílio à recuperação da criança e adolescente enfermos hospitalizados, ou, melhor dizendo, daqueles em tratamento hospitalar em plena fase de escolarização.

A confluência dos acontecimentos pertinentes à presente publicação, considerando a relevância de seus conteúdos, trouxe significativas inferências que, indiscutivelmente, poderão servir de base fundamental para novas discussões e decisões.

O problema do escolar doente mostrou quão insidiosa e corrosiva é a influência das circunstâncias adversas imperantes nos sistemas de educação e saúde, não só na vida presente como futura do estudante hospitalizado. Veio descortinar uma crua realidade crivada de problemas até então desconhecidos e, por conseguinte, distantes de quaisquer procedimentos de natureza saneadora.

Ficou, assim, patenteado o sentido conflitante das duas necessidades essenciais, saúde e educação, que se anulam reciprocamente, com esvaziamentos sucessivos nos meios hospitalares pediátricos e infantojuvenis.

Como já aludido anteriormente, é um dilema que se apresenta: ou o tratamento, ou a escola. Se por um lado o tratamento alcança êxito, pelo outro há a ameaça da reprovação.

A pesquisa, levada a efeito, veio desvendar uma realidade jamais perscrutada: revelou verdadeiras crateras subjacentes, de progressões incontroláveis, comprometendo crianças e adolescentes indefesos e seus familiares, os quais, pela sua situação de carência socioeconômica e cultural, alienadamente, não encontram alternativa para sufocar o seu desânimo.

A sociedade está em débito com essas crianças e adolescentes. São seus direitos, saúde e educação, como também o seu futuro, que estão em jogo. Ou serão tais direitos apanágios exclusivos de crianças e adolescentes sadios? É uma questão de respeito ao ser humano, à sua dignidade, à sua liberdade e aos seus inalienáveis direitos.

O momento, portanto, é inadiável para o resgate dessa dívida, a qual representa a omissão imperdoável de uma sociedade que inadvertidamente veio ignorando a existência desse problema, tão relevante quanto outros de natureza essencial.

Na pesquisa realizada ocuparam espaço de destaque os aspectos relacionais "hospital – escola – família – escolares hospitalizados", com recomendações de uma permanente vigilância de sua qualidade, em se tratando de fator de risco à efetividade do trabalho em realização.

Também o valor terapêutico, aspecto subjacente e discutido no decorrer desta publicação, vem atestar e validar as atividades deste intento, mostrando o quanto podem as mesmas aliviar as tensões e fazer do espaço hospitalar uma extensão emergencial do lar e da escola.

A experiência desenvolvida veio, assim, permitir a visualização de um vasto potencial em nível de realidade e de múltiplas possibilidades em nível de processo, num verdadeiro manancial de conhecimentos, sob inéditas perspectivas nos campos da educação e da saúde.

A proposta da Pedagogia Hospitalar posiciona-se, nestas condições, entre outros, em situação de vanguarda, desfraldando uma bandeira de luta, na busca de maiores e melhores benefícios para o escolar hospitalizado, cujo problema se estende a todas as comunidades.

Infelizmente, neste país, a criança e o adolescente hospitalizados, em fase escolar, sofrem ainda o pejo da alienação. Alienação na escola, pois "esta não foi feita para doentes..." Talvez até alguém conteste, afirmando ser o seu lugar no hospital. E a sua escolarização? É, justamente, onde se encontra o peso desta realidade: reprovações, evasões escolares, abandonos de tratamento e procedimentos de efeitos, muitas vezes, irreversíveis.

O Projeto "Hospitalização Escolarizada" tem confirmado a compreensão de um problema tão abrangente quanto a extensão de seus efeitos. Em todos os momentos da pesquisa realizada, não foram observadas quaisquer alegações restritivas à validade do projeto; muito pelo contrário, implícita ou explicitamente as opiniões convergiram no sentido de lhe conferir confiabilidade, opinando pela sua continuidade e extensão a outros hospitais, em problema congênere.

Muito há pela frente, considerando suas novas vertentes que aí estão para se associarem aos primeiros esforços que, certamente, servirão de base angular para uma edificação sólida, com a consistente participação de todos, em prol das crianças e adolescentes enfermos que têm direito à saúde, mas também têm o direito de se educar!

Essa polêmica realidade, de ordem política, social, psicológica e educacional, com imensuráveis dimensões, veio, assim, se constituir em incontestes argumentos à necessidade de se buscarem alternativas de complementação e aprimoramento científico. A Pedagogia Hospitalar representa a segura resposta ao desafio que se instalou.

Os salutares efeitos desse empreendimento se constituem, assim, no marco histórico de uma inédita e inusitada caminhada, com envolvimento não só de profissionais diretamente vinculados a tão atraente assunto, como também de elementos da comunidade, pelas promissoras possibilidades de solução a um antigo problema que se fixava em solução de continuidade, obviamente perturbando aos que dele se apercebiam e permanecendo, insolitamente, sem qualquer previsão de possíveis soluções.

É importante que se reconheça que a possibilidade de aprofundamento, nessa polêmica realidade, envolve diferenciadas instâncias comunitárias, de natureza política, social, psicológica e educacional.

Já então com bases para uma edificação mais sólida, tal empreendimento entusiasmou, sobremaneira, profissionais e pesquisadores, diante desse incalculável manancial de promissoras possibilidades, de oportunas participações, parcerias e atrelamentos interdisciplinares para o necessário encalço da solução a essa obstinada situação, tão persistentemente acomodada.

A bandeira, assim desfraldada, em favor de tão nobre causa, veio atingir as esferas científicas e decisórias, numa inédita e intensa arregimentação de forças para o desbravamento dessa realidade tão eivada de obstáculos, aparente e desafiadoramente intocável e insolúvel e de progressão incontrolável que se externava resistente a toda e qualquer tentativa de superação.

Nesse contexto, então, surgia como "solidário" recurso à resignação para minimizar os desânimos que emergiam nesses conflituosos e embaraçantes impasses.

E a criança e o adolescente, em condições de enfermidade, assim permaneciam nas garras de um processo altamente vitimizador, alienante, excludente e comprometedor de futuros ainda não delineados.

E é diante desse quadro que é desmascarada essa infeliz e desafiante realidade da criança e do adolescente, transitoriamente em situação emergencial de necessidade de atendimento à sua escolaridade, em longo tratamento hospitalar.

E é nesse oportuno momento que surge a Pedagogia Hospitalar, com toda a sua força de expressão e plenamente convicta e apta para o enfrentamento dessa enraizada e instigante situação, que vinha dominando os meios hospitalares pediátricos, com o agravante, ainda, de que a sua permanência era camuflada sob o cômodo e traiçoeiro manto de uma pretensa normalidade.

O cenário, assim, está pincelado com a devida simplicidade, sem qualquer intenção de vulgar sensacionalismo e, muito menos, de qualquer pretensão de perniciosos individualismos, tão prejudiciais a toda e qualquer iniciativa de natureza comunitária.

Continua-se portanto, lançando o desafio, restando, em especial ao setor jovem, a importante incumbência de um deslanche salutar e idealista pela causa pedagógica hospitalar.

Muitíssimo, de fato, há pela frente, principalmente contando com o entusiasmo contagiante de todos quantos houverem compreendido a essencialidade desse empreendimento – o da Pedagogia Hospitalar.

Há, ainda, a plena convicção, no sentido que esse qualificado e pertinaz avanço nessa seara pedagógica hospitalar deverá se constituir em maiores e melhores aportes para a Pedagogia no seu todo, o que permitirá a extensão dos seus muitos e imensuráveis benefícios à comunidade científica e ao senso comum, considerando os alvissareiros prognósticos a seu alcance.

O que realmente importa, neste momento, é o reconhecimento de que a oportunidade de aprendizagem no ambiente hospitalar, obviamente passível a erros e acertos, aberta a novas alternativas, e, principalmente, fundamentada em princípios humanizadores e científicos, é a melhor solução, senão a única, considerando a situação emergencial em que se encontra o escolar enfermo. Há ainda que se levar em conta a imperiosa necessidade de conciliação de interesses da saúde e da educação, interesses estes que, quando não conciliados, se tornam seriamente conflitantes, excludentes e comprometedores de direitos básicos e de futuro das crianças e adolescentes envolvidos.

Em linhas gerais, há que se perceber que a problemática levantada e pertinente à criança e ao adolescente hospitalizados é uma importantíssima parcela de um panorama amplo e holístico de uma nova e complexa sociedade que procura se projetar para um futuro mais promissor.

Na realidade, o que se busca exige soluções que vão, muito além, de uma simples necessidade de escolarização no ambiente hospitalar, mas abrange instâncias que requerem novas alternativas práticas integradas de aprendizagem, com envolvimento de aspectos cognitivos e emocionais que possam, estrategicamente, redefinir novas condições de vida que representem o verdadeiro elo para um viver e conviver com dignidade que cada ser humano merece.

> Se muito vale o que foi feito, mais vale o que será (Fernando Brandt).

Contato
elizete.matos@pucpr.br
elizetematos@gmail.com
MSN: elmm10@hotmail.com
Informações de Especialização em Pedagogia Hospitalar –
Brasil
Ligação gratuita: 0800-702-0501

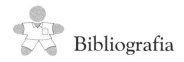 Bibliografia

ALTAREJOS, Francisco M. **Educación y felicidad**. Pamplona: Aeunsa, 1983.

ALVES, Rubem. **Estórias de quem gosta de ensinar**. 6. ed. São Paulo: Cortez, 1987.

ANDER EGG, Ezequiel. **El trabajo social como acción liberadora**. Buenos Aires: Ecro, 1974, 260 p.

_____. **Diccionario de Trabajo Social**. Buenos Aires: Ecro- ILPH, 1974, 284 p.

ASTIVERA, Armando. **Metodologia da pesquisa científica**. Porto Alegre: Globo, 1976.

BARTLET, Harriet. **A base do serviço social**. 2. ed. São Paulo: Pioneira, 1979, 288 p.

BASTOS, Cleverson Leite; KELLER, Vicente. **Aprendendo a aprender**: introdução à metodologia científica. Curitiba: HDV, 1989.

BEHRENS, Marilda Aparecida. **Formação continuada dos professores e a prática pedagógica**. Curitiba: Champagnat, 1996.

BENSON, Herbert. **Medicina Humanista**: a ciência do comportamento para uma saúde melhor. São Paulo: Brasiliense, 1980, 163 p.

BEREZOVSKY, Mina. **Serviço social médico na administração hospitalar**. São Paulo: Cortez & Morais, 1977, 185 p.

BIERMANN, G. **A criança e a hospitalização** – Documento destinado à classe médica. Roche, 1980.

BOSSA, Nádia (org.). **Avaliação psicopedagógica da criança de zero a seis anos**. 2. ed. Petrópolis: Vozes, 1994.

BRANDÃO, Denis M.S; CREMA, Roberto. **Visão holística em psicologia e educação**. São Paulo: Summus, 1991.

BRANDENBURG, Ana B. de. **Servicio social hospitalario**: organización, funciones y casos. 2. ed. Buenos Aires: Humanitas, 1973.

BRUYNE, Paul de *et al.* **Dinâmica da pesquisa em ciências sociais**. 2. ed. Rio de Janeiro: Francisco Alves, 1982, 251 p.

BRASIL. **Lei 8.069, de 13/07/90**: Estatuto da Criança e do Adolescente.

BUARQUE, Cristovam. Na fronteira do futuro. *In*: VAHL, Theodoro Rogério (org.). **Desafios da administração universitária**. Florianópolis: UFSC, 1989.

CAMPOS, Juarez de Queiroz. **Hospital moderno, administração humanizada**. São Paulo: LTr, 1974, 203 p.

CAPRA, Fritjof. **O ponto de mutação**. São Paulo: Cultrix, 1993.

— **A teia da vida**. São Paulo: Cultrix, 1996.

CARDOSO, Clodoaldo Meneguello. **Uma visão holística de educação**. São Paulo: Summus, 1995.

CASALET, Mônica. **Alternativas metodológicas en trabajo social**. Buenos Aires: Humanitas, 1972, 106 p.

CASTRO, Cláudio de Moura. **A prática da pesquisa**. São Paulo: McGraw-Hill, 1978, 156 p.

CECCIM, R.B. Classe hospitalar: encontros da educação e saúde no ambiente hospitalar. **Pátio, Revista Pedagógica**, ano 3, n. 10, ago.-out./1999, p. 41-44. Porto Alegre: Artes Médicas Sul.

CHACUR, Alice. **Construção do objeto no serviço social**. São Paulo: Brasiliense, 1983, 95 p.

CHAVES, Mário M. **Saúde**: uma estratégia de mudança. Rio de Janeiro: Guanabara Dois, 1982, 92 p.

CHAUÍ, Marilena. **O que é ideologia**. São Paulo: Brasiliense, 1994.

CLAVREUL, Jean. **A ordem médica** – Poder e importância do discurso médico. São Paulo: Brasiliense, 1983, 274 p.

CONGRESO INTERNACIONAL DE EDUCACIÓN DE JÓVENES Y ADULTOS. **Educación**: pasaporte para la cidadania. Curitiba: Senar/Cinterfor, 1997.

CREMA, Roberto. **Visão holística em Psicologia da Educação**. São Paulo: Summus, 1991.

CUNHA, Jurema Alcides. **Dicionário de Ciências Médicas**. 3. ed. Porto Alegre: Artes Médicas, 1991.

DEMO, Pedro. **Universidade e qualidade**. Brasília: Inplan/CEC, 1989.

_____. **Participação é conquista** – Noções de política social participativa. Ceará: EUFC, 1986, 137 p.

_____. **Metodologia científica em Ciências Sociais**. São Paulo: Atlas, 1981.

DI CARLO, Enrique. **El trabajo social**: teoría, metodología, investigación. Buenos Aires: Ecro, 1976.

DIEZ OCHOA, M. **Necesidad de la asistencia educativo escolar en la hospitalización infantil**. Madri: Acta Pediátrica Española, 1983.

ESCUELA DE ASISTENTES SOCIALES. **Programa de trabajo social en la medicina hospitalaria**. Pamplona: Universidad de Navarra 1973, 171 p.

FALEIRO, Vicente de Paula. **Metodologia e ideologia do trabalho social**. 6. ed. São Paulo: Cortez, 1986, 142 p.

FARACO, Carlos Alberto & TEZZA, Cristóvão. **Prática do texto** – Língua portuguesa para estudantes universitários. Petrópolis: Vozes, 1992.

FAZENDA, Ivani C. Arantes. **Práticas interdisciplinares na escola**. São Paulo: Cortez, 1996.

_____. **Interdisciplinaridade**: história, teoria e pesquisa. São Paulo: Papirus, 1995.

FERGUSON, Marilyn. **A conspiração aquariana**. 7. ed. Rio de Janeiro: Record, 1992.

FERREIRA, Francisco de Paula. **Dicionário de Bem-Estar Social**. São Paulo: Cortez, 1982, 362 p.

FONSECA, E.S. Atendimento pedagógico-educacional para crianças e jovens hospitalizados: realidade nacional. **Revista Integração**, ano 9, n. 49, mar.-abr./2000, p. 9-15.

FONZAR, Jair. **Educação, natureza e circunstância.** São Paulo: Loyola, 1979.

FREIRE, Paulo. O papel do assistente social no processo de mudança [Trad. para circulação interna na Faculdade de Serviço Social/PUCRS da revista **Hoy en el Servicio Social**, 1975.

_____. Paulo Freire prega a luta contra a ideologia autoritária nas escolas. Entrevista concedida ao **Jornal Opinião**, n. 20, 18-24/06/1989, p. 12. Belo Horizonte.

_____. **A importância do ato de ler em três artigos que se completam.** São Paulo: Autores Associados/Cortez, 1983.

_____. **Educação como prática da liberdade.** 11. ed. Rio de Janeiro: Paz e Terra, 1980, 150 p.

_____. **Conscientização: teoria e prática da libertação** – Uma introdução ao pensamento de Paulo Freire. 3. ed. São Paulo: Morais, 1980, 102 p.

_____. **Educação e mudança.** Rio de Janeiro: Paz e Terra, 1979, 79 p.

_____. **Pedagogia do oprimido.** 4. ed. Rio de Janeiro: Paz e Terra, 1977, 218 p.

FREIRE, Paulo & FAUDEZ, Antonio. **Por uma pedagogia da pergunta.** 2. ed. Rio de Janeiro: Paz e Terra, 1985, 158 p.

FUNDAÇÃO ABRINK PELOS DIREITOS DA CRIANÇA. **Voluntários:** programa de estímulo ao trabalho voluntário no Brasil. São Paulo, 1996.

GADOTTI, Moacir. **Concepção dialética da educação:** um estudo introdutório. São Paulo: Cortez/Autores Associados, 1986, 175 p.

GATTI, Bernadete. **Diagnóstico, problematização e aspectos conceituais sobre a formação do magistério.** São Paulo: Fundação Carlos Chagas, 1996.

Gazeta do Povo. Cidadãos de Beca, 15/02/98.

_____. Programa Mirim de Hospitalização escolarizada. Curitiba, 03/07/94.

_____. Sala infantil no Erasto. Curitiba, 15/12/91.

_____. Escolarização à criança no Erasto Gartner. Curitiba, 28/11/91.

_____. Transplantado renal liberado do hospital. Curitiba, 02/ 12/90.

_____. Hospital não impede criança de estudar. Curitiba, 01/11/90.

GIL, Antônio Carlos. **Metodologia do ensino superior.** 3. ed. São Paulo: Atlas, 1997.

GILES, Thomas Ranson. **Filosofia da educação.** São Paulo: EPU, 1983.

GONZÁLES-SIMANCAS, José Luis. **La pedagogía hospitalaria desde la perspectiva educativa.** Madri, 1984.

GONZÁLES-SIMANCAS, José Luis & DIEZ OCHOA, M. **Asistencia pedagógica al niño hospitalizado**: una experiencia interfacultativa. Pamplona: Universidad de Navarra, 1985.

GONZÁLES-SIMANCAS, José Luis & POLAINO-LORENTE, Aquilino. **Pedagogía hospitalar**: actividad educativa en ambientes clínicos. Madri: Narcea, 1990.

GORDILLO, M.V. **La orientación en el proceso educativo.** 4. ed. Pamplona: Eunsa, 1984.

GUTIÉRREZ, Francisco. **Linguagem total**: uma pedagogia dos meios de comunicação. São Paulo: Summus [s.d.].

HELLER, Agnes. A concepção de família no estado de bem-estar social. Revista **Serviço Social e Sociedade**, n. 8, ago./1987, p. 5-31.

HOZ, García. Niños y ambiente hospitalario. *In*: GONZÁLES-SIMANCAS, José Luis & POLAINO-LORENTE, Aquilino. **Pedagogía hospitalar**: actividad educativa en ambientes clínicos. Madri: Narcea, 1990.

JAPIASSU, Hilton. **Para ler Bachelard**. Rio de Janeiro: Francisco Alves, 1976.

KAHN, Alfred J. **O serviço social no mundo moderno**. Rio de Janeiro: Agir, 1972, 339 p.

KISNERMAN, Natálio. **Temas de serviço social**. São Paulo: Cortez e Morais, 1976, 76 p.

KNECHTEL, M.R. **Problematização, recensão crítica e seminário interdisciplinar: uma alternativa metodológica integrada e integradora**. Curitiba: UFPR, 1977.

LAIN ENTRALGO. El tiempo de recuperación en hospitales. *In*: GONZÁLES-SIMANCAS, José Luís & POLAINO-LORENTE, Aquilino. **Pedagogía hospitalar**: actividad educativa en ambientes clínicos. Madri: Narcea, 1990.

Les difficultés escolaires des jeunes hemodialisés – L'expérience du Centre Edonard Rist. Separata de **Journées D'hemoialyse Pediatrique**. Paris, 1986, p. 37-41.

LÉVY, Pierre. **As tecnologias da inteligência**. Rio de Janeiro: Ed. 34, 2000.

LIBÂNEO, José Carlos. Que destino os educadores darão à pedagogia? *In*: PIMENTA, Selma G. **Pedagogia, ciência da educação?** São Paulo: Cortez, 1996.

MARCEL. **A comunicação médico-enfermo e professor-aluno e suas funções no contexto hospitalar**. Porto Alegre: Artes Médicas, 1994.

MARQUES, Aguinaldo N. **Pediatria social**. Rio de Janeiro: Cultura Médica, 1986, 397 p.

MATOS, Elizete Lúcia M. Pedagogia Hospitalar: uma necessidade inclusiva, uma possibilidade tecnológica. **III Encontro Nacional e I Encontro Baiano sobre Atendimento Escolar Hospitalar**. Salvador: Faculdade Olga Mettig, 2004, p. 33-45.

_____. Aproximação conceitual da Pedagogia Hospitalar: uma proposta de inclusão. **V ANPED SUL** – Seminário de Pesquisa em Educação da Região Sul, 2004, p. 42-53.

_____. A Pedagogia Hospitalar no contexto do curso de Pedagogia. **Educere** – Congresso da Área de Educação. Curitiba: Champagnat, 2003.

_____. Aproximação conceitual da Pedagogia Hospitalar. **XIV Congresso Estadual de Educação AEC/PR** – Identidade e missão da escola católica: propostas e desafios. Curitiba: AEC, 2003.

_____. Pedagogia Hospitalar. *In*: EYNG, Ana Maria; ENS, Romilda Teodora & JUNQUEIRA, Sergio Rogério Azevedo (orgs.). **O tempo e o espaço na educação: o cotidiano escolar**. Curitiba, 2003, p. 63-76.

_____. Pedagogia Hospitalar. **I Encontro Nacional Sobre Atendimento Escolar Hospitalar.** Rio de Janeiro: Uerj, 2000

_____. As Inteligências Múltiplas como ponte de reabilitação do deficiente. **Congresso Internacional de Especialidades Pediátricas** – Criança 2000. Curitiba: HPP, 2000.

_____. Pedagogia Hospitalar e suas necessidades psicopedagógicas. **V Congresso Internacional para Estudos da Criança.** Rio de Janeiro: Omep, 1999.

_____. Pedagogia Hospitalar e sua dimensão pedagógica. **V Encontro Internacional para Estudos da Criança.** Havana: Siec, 1999.

_____. **O desafio do professor universitário na formação do pedagogo para atuação na educação hospitalar** [Dissertação de mestrado, PUCPR, 1998].

MATOS, Elizete Lúcia M. (org.). Pedagogia Hospitalar: uma possibilidade a mais. **Revista Brasileira de Eletrônica de Potência** (SOBRAEP) [www.facinter.br – fev./2005].

MATOS, Elizete Lúcia M. & FLAUZINO, S. Pedagogia Hospitalar: valorizando a educação e beneficiando a criança hospitalizada. **IX Congresso Sul-Brasileiro da Qualidade na Educação.** Joinville, jun./2002.

_____. Pedagogia Hospitalar: uma educação especial transitória. **II Encontro Nacional e I Encontro Goiano sobre Atendimento Educacional Hospitalar.** Goiânia, jul./2002.

_____. Uma nova Pedagogia desenhando a nova organização. **Revista Educação e Movimento** – AEC, vol. 1, jan.-abr./2002, p. 116. Curitiba: Champagnat.

MATOS, Elizete Lúcia M. & MUGIATTI, Margarida Maria T.F. **Pedagogia Hospitalar.** Curitiba: Champagnat, 2001.

_____. Pedagogia Hospitalar. **XXI Congresso Mundial da OMEP.** Yokohama, Japão, 1995.

MATOS, Elizete Lúcia M.; TORRES, Patrícia Lupion & SERMANN, Lucia Izabel C. Pedagogia Hospitalar – Inclusão em ambiente hospitalar. **Congresso Internacional Educação e Trabalho.** Aveiro, Portugal: Universidade de Aveiro, 2005, p. 137-138.

MEDINA, N.M. Elementos para a introdução da dimensão ambiental na educação escolar. *In*: **Amazônia**: uma proposta interdisciplinar de educação ambiental. Brasília/Bahia, 1994.

MONELLO, Philippe & JACOBSON, Victor. **O trabalho social em equipe.** 3. ed. Lisboa: Morais, 1976, 176 p.

MUGGIATTI, Margarida Maria T.F. Projeto Mirim de Hospitalização Escolarizada. **Jornal Indústria e Comércio.** Curitiba, 19/01/93.

_____. **Hospitalização escolarizada:** uma nova alternativa para o escolar doente [Dissertação de mestrado PUC/RGS, 1989].

NÉRICI, Imídeo G. **Didática do ensino superior.** São Paulo: Ibrasa, 1993.

NOVAES, Luiza H.V.S. **Brincar é saúde.** Pelotas: Universidade Católica de Pelotas, 2006.

NUNES, Everardo Duarte (org.). **Medicina social**: aspectos históricos e teóricos. São Paulo: Global, 1983, 205 p.

OCHOA, Marga Diez. **Pedagogía Hospitalar**: actividad educativa en ambientes clínicos. Madri: Narcea, 1990.

Parecer CNE/CP, 5/2005. Aprovado em 13/12/05. Diretrizes Curriculares Nacionais para o Curso de Pedagogia. Processo 23001.000188/2005-02. Ministério da Educação/Conselho Nacional de Educação – DF.

PIAGET, Jean. **Educar para o futuro**. Rio de Janeiro: Fundação Getúlio Vargas, 1974.

PIMENTA, Selma G. **Pedagogia, ciência da educação?** São Paulo: Cortez, 1996.

PLANK, Emma. **Child life works**. Londres, 1973.

POLAINO-LORENTE, Aquilino. **Educación para la salud**. Barcelona: Herder, 1987.

PORTUGAL/Universidade aberta; ESPANHA/Universidade Nacional de Educación a Distancia. **Semana Luso-espanhola de Pedagogia**. Lisboa: Coleção Temas Educacionais, 1989.

QUINTANA-CABANAS, J.M. *et al.* **Fundamientos de animación sociocultural**. Madri: Narcea, 1990.

Resolução 02 CNE/CEM/MEC/Secretaria de Estado da Educação. Departamento de Educação Especial, 11/09/01.

ROGERS, Carl R. **Tornar-se pessoa**. 2. ed. Lisboa: Martins Fontes, 1961, 342 p.

ROSEN, George. **Da polícia médica à medicina social** – Ensaios sobre a história da assistência médica. Rio de Janeiro: Graal, 1979, 401 p.

RYLE, G. **Concepção de educação**, 1969 (mimeo.).

SANZ, Luís Sarriés. **Função diferenciada**, 1991 (mimeo.).

SEVERINO, Antonio Joaquim. **Metodologia do trabalho científico** – Diretrizes para o trabalho didático e científico na universidade. 2. ed. São Paulo: Cortez & Morais, 1977, 112 p.

SILVA, Sônia Aparecida Ignácio. **Valores em educação** – O problema da compreensão e da operacionalização dos valores na prática educativa. Petrópolis: Vozes, 1996.

SILVA, Tomaz Tadeu de. **O sujeito da educação**. Petrópolis: Vozes, 1994.

Suplemento de Debates Sociais. Documento de Sumaré – Seminário de teorização do serviço social. 3. ed. vol. 8, ago./1982, p. 89-97. Rio de Janeiro: CBCISS.

SZEZECH, Eugenio. **O homem perante o universo**. Curitiba: Livraria Paraná, 1958.

THIOLLENT, Michel. **Metodologia da pesquisa-ação**. São Paulo: Cortez, 1985, 108 p.

UNICEF. **Direito à integridade física, psicológica e moral**: cumprir direitos, evitar riscos, vol. 25, n. 5, abr.-mai./1995, p. 9. Rio de Janeiro: Sociedade Brasileira de Pediatria.

_____. A criança e o adolescente no Brasil: desafios e perspectivas, vol. 25, n. 2, jun.-jul./1994, p. 19-22. Rio de Janeiro: Sociedade Brasileira de Pediatria.

_____. **Situação mundial da infância no mundo**. Brasília, 1991.

VALLE, Lilian. **A escola imaginária**. Rio de Janeiro: DP&A, 1997.

VALLS, Álvaro L.M. **O que é ética**. São Paulo: Brasiliense, 1992.

WEIL, Pierre. **Rumo à nova transdisciplinaridade**: sistemas abertos de conhecimento de filosofia. 2. ed. São Paulo/Curitiba: Summus/Vicentina, 1982.

Sites

http://www.al.rs.gov.br/Diario/Proposicoes/PROP1589.htm

http://www1.folha.uol.com.br/folha/cotidiano/u1t95u113922.shtml

http://www.olhao.com.br/saude_09092005122444.shtml

http://www.piaui.pi.gov.br/impressao.php?id=15207

http://www.pastoraldacrianca.org.br/htmltonuke.php?filnavn=dicas/acoesbasicas/brinq.

http://www.al.rs.gov.br/Diario/Proposicoes/PROP1589.htm

http://www2.uerj.br/~escolahospitalar

http://www.criancasegura.org.br

http://www.pucpr.br/eureka

http://www.bpex.com.br (especialização em Pedagogia Hospitalar)

http://www.cdi.org.br/

Conecte-se conosco:

 facebook.com/editoravozes

 @editoravozes

 @editora_vozes

 youtube.com/editoravozes

 +55 24 2233-9033

www.vozes.com.br

Conheça nossas lojas:

www.livrariavozes.com.br

Belo Horizonte – Brasília – Campinas – Cuiabá – Curitiba
Fortaleza – Juiz de Fora – Petrópolis – Recife – São Paulo

  Vozes de Bolso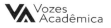

EDITORA VOZES LTDA.
Rua Frei Luís, 100 – Centro – Cep 25689-900 – Petrópolis, RJ
Tel.: (24) 2233-9000 – E-mail: vendas@vozes.com.br